全国医药类高职高专护理专业“十二五”规划教材
供护理、涉外护理、助产等专业用

护理心理学

第 2 版

主　编　崔巧玲　刘端海
副主编　许海燕
编　者　（以姓氏笔画为序）
刘玉福（长春东方职业学院）
刘端海（枣庄科技职业学院）
许海燕（重庆三峡医药高等专科学校）
何培宇（平凉医学高等专科学校）
张黎逸（重庆医药高等专科学校）
萧家芳（湖北医药学院护理学院）
龚贵兰（黔东南民族职业技术学院）
崔巧玲（平凉医学高等专科学校）

第四军医大学出版社·西安

图书在版编目（CIP）数据

护理心理学/崔巧玲，刘端海主编. —2 版. —西安：第四军医大学出版社，2012.5（2015.1 重印）

ISBN 978 -7 -5662 -0171 -3

Ⅰ.①护… Ⅱ.①崔…②刘… Ⅲ.①护理学 - 医学心理学 Ⅳ.①R471

中国版本图书馆 CIP 数据核字（2012）第 084689 号

hulixinlixue

护理心理学

出版人：富 明 责任编辑：朱德强 王 雯

出版发行：第四军医大学出版社

地址：西安市长乐西路 17 号 邮编：710032

电话：029 -84776765 传真：029 -84776764

网址：http：//press. fmmu. edu. cn

制版：绝色设计

印刷：陕西奇彩印务有限责任公司

版次：2012 年 6 月第 2 版 2015 年 1 月第 13 次印刷

开本：787 ×1092 1/16 印张：10. 25 字数：220 千字

书号：ISBN 978 -7 -5662 -0171 -3/R · 1013

定价：23. 00 元

出版说明

为全面贯彻教育部颁布的《国家中长期教育改革和发展规划纲要》等文件精神，适应我国高职高专护理专业教材建设及教学改革的需要，第四军医大学出版社于2011年6月全面启动全国医药类高职高专护理专业“十二五”规划教材第二轮编写工作。

本轮教材编写着力构建具有护理专业特色和专科层次特点的课程体系，以职业技能的培养为根本，与护士执业资格考试新大纲紧密结合，力求满足学科、教学和社会三方面的需求。全套教材包括基础课程、专业课程两大板块。其中，基础课程以应用为目的，以必需、够用为度，构建传授知识、培养能力、提高素质三位一体的基础理论教学体系。专业课围绕技术应用型人才的培养目标，强调突出护理、注重整体、体现社区、加强人文的原则，构建以护理技术应用能力为主线的、相对独立的实践教学体系。充分体现理论与实践的结合，知识传授与能力、素质培养的结合。注重全套教材的整体优化，处理好不同教材内容的联系与衔接，避免遗漏和不必要的重复。

为更好地体现上述编写思想，本套教材对编写内容进行模块化设计，每个模块基于利“教”、利“学”、利“考”的理念，进行创新及优化：新增“考点链接”模块，以提高学生解决难点问题的综合能力；每章后附有适量综合测试题，全书末附有1～2套模拟测试卷，题型设计尽量贴近护士执业资格考试新大纲内容，使学生能更准确地把握护士执业考试新大纲的变化。

全套教材包括护理专业基础及临床27门科目，主要供三年制高职高专护理、涉外护理、助产专业及其他医学相关专业参考使用。

全国医药类高职高专护理专业
“十二五”规划教材(第2版)编审委员会

前 言

随着生物－心理－社会医学模式的转变及护理教育、临床护理、家庭护理、社区护理、养老护理等的发展，护理工作者必须掌握心理护理理论与技能，才能满足护理服务对象的治疗、康复需求。因此护理心理学成为护理专业学生必修课之一。学习护理心理学能够帮助护理学生掌握心理护理的理论知识与基本技能，提高学生心理健康水平，提升应用心理学知识分析、思考及解决问题的能力，为实施心理护理奠定基础。

教材的编写以护理和助产专业培养目标为导向，以职业技能培养为根本，满足护理教育的学科需要、教学需要和社会需要；内容上以“必需、够用”为度，以“应用”为主旨，注重培养综合素质高、知识面宽的高等技术应用型专门人才。

本书计划学时 36，其中理论学时 28，实训学时 8。全书共为 8 章：第一章绪论，探讨心理学和护理心理学的概念、护理心理学的研究对象和研究方法。第二章心理学基础，简要介绍心理学的基本知识和基本理论。第三章心理社会因素与健康，介绍常见的心理社会因素及其在健康与疾病中的作用，心理挫折的原因及其影响因素，护理工作常见的应激以及常见的心身疾病。第四章心理评估，介绍心理评估常用的方法、应用原则。第五章心理咨询与心理治疗，介绍心理咨询的基本技术、原则、常用方法。第六章患者心理，重点介绍患者的心理需要、患者常见的心理变化和心理问题，患者的权利与义务及角色适应。第七章心理护理，介绍心理护理的程序和方法，对患者的心理问题进行心理评估，列出护理诊断，制订护理计划，了解不同疾病、不同年龄患者的心理护理方法。第八章护理工作者的心理品质及其培养，阐述护理工作者的职业角色种类，护理工作者心理品质的评估与培养的内容。

感谢各位编者的辛勤工作。他们竭尽全力地将自己的教学、临床经验及成果凝练成文字奉献出来，为护理学的发展作出了贡献。感谢第四军医大学出版社为我们编委提供的机会和各种支持。本书参考了国内外学者的著作、学术论著和其他出版社编写的教材，在此向相关作者和单位表示感谢。

由于编者水平有限，本书不足之处在所难免，恳请广大教师、学生、临床护理工作者提出宝贵意见，以便再版时修改。

崔巧玲

2012 年 2 月

目 录

第一章　绪　论

【学习目标】

掌握：心理学、护理心理学的概念。

熟悉：护理心理学的发展简史以及护理心理学的研究内容和研究方法。

了解：医学模式的转变对现代护理学发展的影响以及心理学知识在现代护理中的作用。

第一节　概　述

一、护理心理学

（一）心理学与护理心理学

心理学（psychology）是研究心理现象发生、发展和活动规律的科学。如今在心理学领域形成了诸多的应用学科，其研究目的是如何让这些原理和规律应用于不同的领域和情境，来解决各种实际问题。

护理学（nursing science）是护理工作者在护理工作中，协助医生诊断和治疗疾病，并应用护理方法帮助患者满足其生理、心理的基本需要，提高社会适应能力，增进健康水平的一门学科。现代护理学和心理学之间的联系越来越密切，具体表现在如下四个方面：第一，从学科性质上，现代护理学和心理学都属于自然科学与社会科学交叉的边缘学科。第二，从研究对象上，二者均直接服务于人。在当今社会，人们承受着越来越大的压力，有心理问题的人已经成为现代护理的主要对象之一。第三，心理学理论已成为现代护理理论的一个重要基础。第四，心理学的知识、技术和方法推动了护理实践，改善和提高了整体护理的质量和水平。目前，临床心理学技术，如心理评估、心理咨询和治疗等方法，为心理护理实践提供了有效的技术支持。总之，心理学已经成为护理学的主要理论基础之一，心理学的理论和方法也被广泛应用于护理过程中。

护理心理学（nursing　psychology）既是心理学的一大分支，又是护理学的重要组成部分。它是将护理学和心理学相结合，把心理学的知识、原理和方法运用于现代护理领域而形成的一门新的应用学科。护理心理学尚未在学术界形成一致公认的定义。综合国内外诸多学者的认识，我们将护理心理学定义为研究护理对象和护理工作者的心理活动及其规律、特点，研究分析影响护理质量的心理因素，解决护理实践中的心理问题，以实施最佳护理的一门应用性学科。

（二）护理心理学的对象

护理心理学的研究对象是护理工作中的心理问题，即研究护理对象的心理活动规律、护理工作者及其相应的最佳心理护理三大部分。

1. 护理对象

（1）患者　研究疾病对患者心理活动特征的影响和心理因素对健康的作用，以及生理与心理因素之间的相互作用；研究患者普遍的心理反应和不同性别、不同年龄阶段、不同疾病人群的心理特点。

（2）亚健康状态的人　研究健康状况受到潜在因素威胁的亚健康状态的人，如人格因素、情绪因素和社会文化因素等潜在因素对健康的影响。

（3）健康人　研究正常心理活动、健康的行为方式和应激的应对方式等对健康的维护和促进作用。

2. 护理工作者　研究护理工作者角色人格（心理素质）的培养，良好职业素质的塑造和养成，护理工作者的心理活动对护理对象的积极和消极影响，以及如何维护和促进护理工作者的心身健康等。

3. 心理护理　研究护理对象的心理特点，运用心理学的理论和技能通过各种方式和途径，积极地影响患者的心理状态，以达到较理想的护理目的。

二、护理心理学发展简史

自1886年英国的佛罗伦斯·南丁格尔创立护理事业以来，护理学经历了三个明显不同的发展阶段，正是这三个阶段促进了护理心理学的形成和发展。20世纪40年代以前，由于生理学、生物学、微生物学、病理学等医学基础研究的逐渐形成和快速发展，极大地促进了医学的发展，生物医学模式随之形成。在生物医学模式的影响下，护理学理论和实践都是以疾病为中心，护理工作实行的是功能制护理，其主要任务是协助医师诊断疾病、执行医师的医嘱和治疗方案。在功能制护理模式阶段，护理工作主要关注的是躯体上的病症及其治疗。护理学的创始人南丁格尔早就认识到环境对患者的影响。她认为消极的环境可以影响患者的情绪状态，应通过丰富的刺激让患者从情绪上得到恢复。她指出："护理工作的对象，不是冷冰冰的石块、木头和纸片，而是有热血和生命的人类。"南丁格尔的护理思想中实际上已经有了心理护理的最早萌芽。

到了20世纪50年代末，责任制护理开始在美国明尼苏达大学医院付诸实践，并经过不断修正、补充和完善后，于20世纪70年代在美国以及一些欧洲国家得以普遍推广，并以有益于人们身心健康的显著优势，全面取代了沿用百年的功能制护理，随之便逐步形成了综合自然科学和社会科学知识的独特的护理学科的完整体系。显而易见，责任制护理使得护理工作的对象、内容等发生了很大改变。它要求护理工作者除了加强对患者自身的关注，还需把注意力延伸到患者的环境、家庭、社会等各种心理、社会信息的处理上。护理心理学，正是伴随着责任制护理在国内外的蓬勃兴起而迅速发展，并进入了学科发展的最旺盛时期。

1978年，世界卫生组织提出的"2000年人人享有卫生保健"的全球战略目标，更进一步推动了现代护理学的发展。1980年，美国护理学会将护理的概念更新为："护理是诊断和处理人类对现存的和潜在的健康问题的反应。”从而更具体地限定了护理工作的主要任务是促进健康、预防疾病、协助康复、减轻痛苦；更明确地提出护理工作的对象应包括已经患病的人、尚未患病但可能会患病的人、未患疾病但有“健康问题”的人。这一切，无疑更对护理心理学的建设赋予了义不容辞的历史使命。

世界卫生组织（world health organization，WHO）对健康的定义为：“健康不仅仅是没有疾病或异常，而是生理、心理以及社会各方面都要保持最高、最佳的状态。”当这一健康新观念被人们广泛接受时，护理领域则面对更多的与疾病、健康相关的心理学问题。在这一背景下，心理护理的对象不再限于患者，还包括有潜在影响健康因素的所有人。心理护理的范围也从医院扩展到家庭、社区，护理心理学的理论不断得到完善，心理护理的诊断方法和干预技术也不断增多。这也标志着护理心理学进入了全面、快速发展的时期。

三、医学模式转变与护理心理学

（一）医学模式的转变

医学模式是一定时期内各种医学观点的集中反映，是人们对疾病和健康的基本看法及态度的本质的概括。医学模式在演变过程中曾经出现过如下四种重要的类型。

1. *神灵主义的医学模式* 该模式存在于远古时代，当时由于人们认识能力低下，无法解释各种自然现象，包括人自身的生命现象。便对超自然的神秘力量顶礼膜拜，形成原始宗教的观念，即把一切自然现象都归纳为神驱鬼使，疾病则被看做鬼神作祟、天谴神责。所以，人们只能依靠巫术通过请神赶鬼、念咒烧符来诊治疾病。

2. *自然哲学的医学模式* 此模式的特点是摆脱了迷信和巫术，以朴素的唯物论和辩证法来解释疾病，概括防治疾病的经验，摒弃了“神”对人体及环境的束缚。祖国医学中“天人相应”、“形神合一”的观念，阴阳五行、脏腑气血经络的学说和古希腊希波克拉底的“四体液病理学说”均属此模式。

3. *生物医学模式* 随着文艺复兴后工业生产的发展，物理、化学及生物科学的进步，使得生物医学模式在西方医学中逐渐发展起来。近百年来这一模式发展迅猛，并取得巨大成功，致使生物致病因素引起的传染病、寄生虫病、营养缺乏等疾病逐渐得到有效控制，不再成为威胁人类健康的元凶。但由于长期受心身二元论和分析还原论的影响，这一模式的特点是舍弃人与自然、人与社会的关系，而把人体分解为各个部分，认为每一种疾病都可在器官、细胞或大分子上找到形态或化学变化，确定其生物的或理化的特定原因，并相应找到特异的治疗手段。这一模式倾向于将人看成是生物的人，忽视人作为社会成员的一面。在实际工作中，重视躯体的因素而不重视心理和社会的因素，在科学研究中较多地着眼于躯体的生物活动过程，很少注意心理行为过程，忽视后者对健康的作用。正如恩格尔所指出的，经典西方医学将人体看成一架机器，疾病被看成是机器的故障，医疗工作则是对机器的维修。

4. *生物－心理－社会医学模式* 随着社会及医学科学的发展，人类的疾病谱和死亡谱发生了根本的变化，人们已经认识到不良生活方式、行为、心理、社会和环境因素等同细菌、病毒一样成为健康的主要危害因素。1977年，美国罗彻斯特大学恩格尔教授率先提出了“生物－心理－社会医学模式”。其基本观点是在考察人类健康和疾病时，对病因、病理、症状、诊断、治疗、护理和康复的分析、判断、对策都必须重视心理社会因素的影响，人的心理与生理、精神和躯体、机体内外环境是一个完整的统一体。这是建立在系统论和整体观之上的医学模式，它要求医学把人看成是一个多层次的、完整的连续体，也就是在健康和疾病问题上，无论是致病、诊断、治疗，还是预防及康复都应将人视为一个整体，要全面考虑生物、心理和社会因素的综合作用。

（二）现代医学模式对护理心理学的影响

1. 促进护理理念的转变　随着医学模式的转变，护理理念也在发生着相应的转变。

（1）护理工作的模式由疾病为中心转变为以健康为中心。

（2）护理服务的对象由患者扩大到亚健康人群和健康人群。

（3）护理工作的关注点由患病的局部拓展为人的整体。

（4）护理服务的场所由医院扩展到家庭和社区。

（5）护理方式由以护理功能分配为核心的责任制护理转变为以护理程序为核心的整体护理。

（6）护理工作者由专业专职的人转变为一专多能的人。

（7）医护关系由相属关系转变为既独立又是合作的关系。

2. 促进护理模式转变　在现代医学模式影响下，护理模式也在发生着相应的转变。

（1）功能制护理模式向责任制护理模式转变　20 世纪 70 年代，受“生物－心理－社会”医学模式的影响，护理模式也随之发生了适应性的转变，责任制模式逐渐替代了功能制模式。护理工作的内容也从以疾病为中心转变为以患者为中心。但随着人们健康意识的提高、健康需求的多样化，健康人群和亚健康人群也受到护理服务的覆盖。

（2）责任制护理模式向系统化整体护理模式转变　责任制护理模式虽然强调对患者实施程序护理的责任感，但却忽略了健康人群和亚健康人群，也没有考虑到健康的系统性。系统化整体护理模式将社会心理因素纳入了护理的范畴，强调健康与疾病是一条连续谱，健康是动态平衡，疾病是动态不平衡，连续谱上的任何一点都是人的生命在生理、心理、社会三方面的干扰力与抗干扰力较量的结果。所以，护理在健康与疾病及其转化中的作用就会贯穿于连续谱上所有健康状态以及人的一生和生命的各个方面。系统化整体护理模式是以人的健康为中心，以现代护理观为指导，以护理程序为框架，为服务对象提供包括生理、心理、社会、信仰和文化等全方位服务的人性化护理模式。它纠正了过去其他护理模式的片面性，体现了完整的科学护理观。

（3）增加心理学内容，适应护理模式的转变　医学模式的转变涉及整个卫生服务体系，因此所有卫生工作者都应更新医学观。开设护理心理学就是为了适应护理模式的转变，其主要目的是：①树立心身统一观：近代医学教育主要由生物医学模式所导向，它片面强调人的生物方面，而忽视了人的心理和社会方面。因此，在医学研究上是纯生物学方向的，在医学实践上则往往“见病不见人”。开设护理心理学的首要目的就是要让护理工作者树立心身统一观。不但要掌握个体发生、发展的正常或异常的生理规律，还要掌握个体发生、发展的正常或异常的心理规律，而且要了解生理和心理相互作用的机制、心理因素在健康与疾病及其转化过程中的作用，以适应与促进护理模式的转变。②掌握心理学的临床评估和咨询方法：任何一个学科都有自己特殊的研究和实践方法，心理评估、心理治疗和心理咨询就是临床心理学和医学心理学的方法，且自成系统。选择性地掌握与护理有关的心理学方法和技术可增加护理研究和实践的手段，为人们提供更全面的护理服务，从而提高护理服务的质量，满足人们对护理服务多样化的需求。③掌握适应和应对人生心理困境的方法：人生的难题主要是指严重的心理冲突、重大的挫折和各种困境，如老龄、能力低下或缺乏、慢性病和难治或不治之症。护理工作者不仅应掌握防治疾病的护理技术，同时还应掌握帮助患者适应和应对困境的方法，从而在心理上给予患者支持和帮助。

第二节 护理心理学的研究内容和方法

一、护理心理学的研究内容

护理心理学作为一门交叉性学科，既可作为心理学的分支，亦可作为护理学的分支。作为心理学的分支，它主要研究如何用心理学的理论和实验解释护理领域中的心理现象及其规律；用心理学的技术和方法进行诊断、治疗、护理、康复和预防；弄清影响护理质量的心理因素，解决护理过程中的心理问题。作为护理学的分支，它主要研究如何通过护理工作维护和促进心理健康；如何对患者进行心理护理，以促进患者的恢复或康复；如何提高护理工作者的心理素质，以提高护理工作质量。

1. *研究心理健康的维护与促进* 现代护理学已将服务范围由医院扩大到社区，将服务对象由患者扩大到正常人。通过研究护理领域中与心理健康相关的因素，能有效帮助人们预防心理疾病的发生，减轻或消除健康危险因素对心理健康的影响。而在护理工作中有效的心理健康教育亦能帮助人们正确认识心理疾病，消除由于错误认知带来的心理恐惧。

2. *研究患者心理的调节与护理* 心理护理已经成为现代护理模式和护理程序中的一项重要内容。患者入院以后，由于社会角色的变化，心理反应也会随之发生各种各样的变化。患者自身的躯体疾病、社会背景以及经济状况都会影响其心理活动，护理工作者需要研究心理护理和整体护理的关系，运用心理学的知识，有效地调节患者的心理状态，促进早日康复。深入研究患者的一般心理活动规律和特殊的心理表现，采取恰当措施实施最佳的心理护理，也是现代护理关注的重点。

3. *研究护理工作者的职业心理素质* 护理工作是一项崇高的职业，护理服务旨在减轻患者的病痛，并使之感到安全和舒适。要做好护理工作，就要求护理人员必须具备良好的职业心理素质，如敏锐的观察力、准确的记忆力、积极而稳定的情绪等。护理工作者只有具备这些良好的心理素质，才能为患者提供高质量的护理服务。因此，护理工作者的职业心理素质也是护理心理学研究的一项内容。

4. *干预患者心理活动的理论与技术* 护理心理学不仅要研究患者的心理活动和规律，还要在此基础上进一步研究干预患者心理活动的理论和技术。例如：权威性的劝说和解释可以改变患者的认知方式，感人肺腑的温暖和热情可以转变患者的情绪状态，热情的鼓励和支持可以使患者振作精神，巧妙的积极暗示又可以使患者按照医护人员的意志行事。类似这些干预患者心理活动的理论和技术，是护理心理学的又一项重要的任务。

二、护理心理学的研究方法

根据护理心理学研究的方式方法、对象、时间、场所等，可以进行分类和归纳。根据使用的手段，可分为观察法、调查法、测验法和实验法；根据研究的对象多少，可分为个案法和抽样法；根据研究问题的时间性质，可分为纵向研究和横向研究。

在实际工作中，往往综合使用几种方法，或者说实际工作方法中往往包含了下文所列举的多种方法。另外，还要注意各种方法都有优缺点，各有其适宜的对象。为了研究一个具体问题，必须根据问题的性质以及研究者的主观客观条件巧妙地选择其中最恰当的方法。

（一）基础研究方法

1. 观察法　观察法是有目的、有计划地通过对被试者言语、行为的观察、记录，来判断其心理特点的心理学基本研究方法之一。观察法的优点是可以取得被试者不愿意或者没有能够报告的行为数据（除内省法），缺点是观察的质量（信度和效度）很大程度上依赖于观察者的能力。而且，观察活动本身也可能影响被观察者的行为表现，使观察结果失真。观察法又可进一步分为主观观察和客观观察、自然观察和控制观察、日常观察和临床观察、直接观察和间接观察等。

（1）主观观察法与客观观察法　主观观察法是个人对自己的心理进行观察和分析研究，传统上称为内省法。用内省法进行心理研究存在较大的局限性，因为只有当事人自己的体验，因而影响对结果的验证、推广或交流。

客观观察法是研究者对其他个体或群体的行为进行观察和分析研究。心理学广泛采用客观观察法进行研究。客观观察法要求按严格的客观规律进行忠实的记录，以正确地反映实际情况，并对观察的结果进行科学的分析，用以解释心理实质。

主观观察法和客观观察法相互配合，能进一步取长补短，是护理心理学临床研究的重要方式。

（2）自然观察法与控制观察法　自然观察法是在不加控制的自然情景中对个体行为作直接或间接的观察研究。例如对某些儿童多动症患者的日常行为进行观察记录。

控制观察法则在预先设计的一定情景中对个体行为作直接或间接的观察研究。例如将被试者带到统一布置好的情绪气氛环境（或刺激情景）之中，观察记录他们进入情景后的行为活动特点，以分析其心理、行为或生理反应。

自然观察法的优点是不改变个体的自然生活条件，因而其行为反应真实可靠。控制观察法获取信息的速度较快，所得资料容易作横向比较分析，但由于设计的情景容易对被试者产生影响，故可能影响结果（材料、信息）的真实性。

（3）日常观察法与临床观察法　日常观察法是对处于正常社会生活中的健康人群进行观察记录并获取资料进行分析研究，临床观察法是通过临床的观察记录从而对所获取的资料进行分析研究。临床观察法是护理心理学的重要研究手段。例如通过对临床患者的异常行为的观察和分析进行研究。

2. 调查法　调查法是通过会谈、访问、座谈或问卷等方式获得资料，并加以分析研究。

(1) 访谈法 通过与被试者面对面的访谈，了解其心理信息，同时观察其在交谈时的行为反应，以补充和验证所获得的资料，进行分析研究，即为访谈法。访谈法的效果取决于问题的性质和研究者本身的访谈技巧。访谈法应用于临床患者，也应用于健康人群，在心理评估、诊断、治疗、咨询、病因学等研究中均被广泛采用。

(2) 问卷法 研究者用统一、严格设计的问卷搜集资料的研究方法即为问卷法。例如调查住院患者对护理工作是否满意、哪些满意、哪些不满意等。问卷调查的质量取决于研究者事先对问题的性质、内容、目的和要求的明确程度，也取决于问卷内容设计的技巧性以及被试者的合作程度。例如，问卷中的问题是否反映了所要研究问题的实质、设问的策略是否恰当、对回答的要求是否一致、结果是否便于统计处理以及内容是否会引起被调查者的顾虑等。

调查法简便易行，信息容量大，但特别要注意调查结果的真实程度。另外，对调查资料的分析和总结，要坚持科学态度。调查法在目前国内护理心理学研究工作中被广泛使用。

3. 心理测验法 心理测验法是运用标准化的心理量表对被研究者的某些心理品质进行测定，以研究其心理活动的一种方法。心理量表一般都经过了数次的修订和实际应用的考验，已成为有较高信度、效度的标准化的研究工具。其特点是能够量化地反映个体的心理特点，例如人格量表、智力量表、症状量表等等。

4. 实验法 实验法是对某一变量的操作，从而研究这种操作对于个体心理、行为或生理过程的影响规律。实验法通常运用自变量和因变量来说明被操作的环境因素和所观察记录到的心身变化，同时还应严密控制中间变量的影响。

(1) 实验室实验 在实验室条件下，严格控制各种无关变量，借助各种仪器和设备，精确观察和记录刺激变量与反应变量，以分析和研究心理行为规律的方法。目前在护理心理学研究中尚少被使用。实验室实验最大的缺点就是心理活动作为一种变量时易受许多因素的影响，人类被试更是如此。例如，特定的实验情景所造成的心理紧张，本身就可能对心身相关的实验结果产生影响。

(2) 现场实验 在临床工作、学习和其他生活情景中，对研究对象的某些变量进行操作，观察其有关的反应变量，以分析和研究其中的规律。

临床实验就是现场实验研究之一，对护理心理学有重要的意义。例如，许多患者的心身问题性质、规律以及护理效果，可来自临床实验。近年来，由于临床检查技术的迅速发展，如电子计算机在临床诊断中的应用，为护理心理学的临床实验研究提供了许多便利的条件，为学科的深入发展开拓了广阔的前景。

现场实验研究也可以在生活情景中进行，例如对一组幼儿实施连续三年期的行为学干预，同时记录其相关心身变量并与未干预组进行比较，证明该干预方法对幼儿的心身发展各指标有重要意义等。

实验研究的质量很大程度上取决于实验设计，科学的设计可以获得理想的结果。例如，许多实验结果之所以不可靠，是由于实验对象与对照组未能很好地匹配，受到许多中间变量的干扰，影响到结果的可靠性。

（二）个案研究与抽样研究

个案研究是对于单一案例的研究，可以使用观察、访谈、测量和实验等手段。个案法必须重视研究结果对于样本所属整体的普遍意义。个案法可用于某些研究的早期阶段，为进一步开展比较严密的大规模研究提供依据。在护理心理学中，个案法适用于某些心理干预方法（如行为治疗）对心身功能的影响研究。此时，通常要先对心身功能做一段时间的基础记录，作为心理干预效果的对照判别标准，同时也有利于研究者在治疗前对患者的问题性质有更深入的了解，然后才开始个别行为干预。

抽样研究是针对某一问题通过科学抽样所作的较大样本的研究。例如，研究 A 型行为特征的冠心病患者的护理干预效果，就要选取一批具有代表性的 A 型行为类型者考察其对心理护理的反应情况。抽样研究的关键环节是取样的代表性。抽样研究可以使用调查法、心理测量法、实验法或观察法等多种手段。

（三）纵向研究和横向研究

1. 纵向研究　纵向研究是对同一批对象在一定时期内作连续追踪研究，从而探讨某一问题的发展规律。根据研究起点和终点时间可将纵向研究分为前瞻性研究和回顾性研究两种。

（1）前瞻性研究　以现在为起点追踪到将来的研究方法。例如目前对一批 A 型行为类型者开始作综合行为矫正指导，并追踪此后整个行为矫正程序实施过程对被试 A 型行为的改变情况，从而证明这种行为矫正技术的实际效果。这一方法具有很高的科学价值，但由于条件限制过多，前瞻性研究的难度相对较大，在护理心理学实际研究中使用还不很普遍，今后应大力提倡。前瞻性研究所采用的研究手段可以是多种多样的，前述幼儿行为干预实验例子也是前瞻性研究。

（2）回顾性研究　以现在为结果，回溯到过去的研究方法。其所采用的手段通常为交谈、访问、座谈或测验，通过收集资料和数据，分析和评价过去各种心理社会因素对目前心身状况的影响。这一方法由于条件限制相对较少，目前在护理心理学中应用得很普遍。回顾性研究存在较大的缺陷，被试者目前的心身状态会影响对过去资料报告的真实性和准确性。例如，一位患严重疾病者往往将目前的病况归因于自己的过去，结果可能会报告较多的以往生活事件，对事件的严重程度的估计也可能偏高，从而造成了生活事件与现患疾病有关的假阳性结果。

2. 横向研究　横向研究是对相匹配的实验组和对照组被试者在同一时间内就有关变量进行比较分析研究，或者对相同背景的几组被试者分别采用不同的刺激（如心理干预），以对各组被试之间反应的差异做出分析研究。这一研究方法在生物医学中最常被使用，在护理心理学中也是常用的手段。横向研究最关键的影响因素是不同组被试者之间的可比性问题。

综合测试

一、A1 型题

1. 责任制护理模式强调
   A. 健康人群和亚健康人群　　B. 对患者实施程序护理的责任感
   C. 健康的系统性　　D. 以疾病为中心
   E. 关注躯体上的病症及其治疗
2. 建立在系统论和整体观之上，并要求医学把人看成是一个多层次的、完整的连续体是
   A. 生物－心理－社会医学模式　　B. 自然哲学的医学模式
   C. 神灵主义的医学模式　　D. 生物医学模式
   E. 以上都不对
3. 下列不属于调查法的是
   A. 会谈法　　B. 访问法　　C. 问卷法　　D. 观察法　　E. 测验法

二、名词解释

1. 心理学　　2. 护理学　　3. 护理心理学　　4. 个案研究

三、填空题

1. 护理心理学是研究________和________的心理活动及其规律、特点，弄清影响护理质量的________，解决护理实践中的心理问题，以实施________的一门应用性学科。
2. 开设护理心理学的主要主要目的是________、________、________。

（张黎逸）

第二章　心理学基础

【学习目标】

掌握：感觉、知觉、记忆、思维、想象、注意、情绪、人格、气质、性格、需要的概念。

熟悉：感受性的特性、记忆的基本过程、情绪状态、情绪的生理机制、需要层次理论。

了解：各种心理现象的分类情况。

心理护理是借助心理学的基本原理和技术为护理服务对象实施护理的一项技术，作为护理专业学生，应该掌握基本的心理学概念和知识，为进一步从事护理工作奠定理论和方法基础。

第一节　心理学概述

一、心理学的概念

任何一门学科都有其研究对象，心理学的研究对象就是心理现象（mental phenomenon）。心理现象人皆有之，并且最为复杂。从古至今人们都在关注和探索心理的本质是什么、心理现象是怎么发生和如何发展完善的、心理活动有什么样的规律。这些都是心理学要研究解决的问题。因此，心理学是研究心理现象发生、发展和活动规律的科学。

二、心理现象的基本内容

心理现象可以分为心理过程和人格两大类，这两个方面是相互联系、相互依存的。一方面，人格不是独立存在的，是通过心理过程形成和发展的，没有心理过程，人格就无法形成。另一方面，人格又制约着心理过程，使心理过程带有个体的特色。心理现象的结构与关系见表 2 -1。

表 2 -1　心理现象的结构与关系

心理现象	心理过程	认知过程：感觉、知觉、记忆、想象、思维、言语
		情绪情感过程
		意志过程
	人格	人格心理倾向：需要、动机、兴趣、世界观
		人格心理特征：能力、气质、性格
		自我意识：自我认识、自我体验、自我调控

(一)心理过程

认知、情绪情感和意志是以过程的形式存在，都要经历发生、发展和结束的不同阶段，属于心理过程（mental process)。认知是指人认识世界的过程，包括感觉、知觉、记忆、想象和思维。各种事物作用于感觉器官，使我们看到颜色、听到声音、嗅到气味、触摸到冷热软硬等，这就是感觉；我们还能将事物的各种属性综合起来进行反映，如说到香蕉，我们头脑中反映出香蕉的颜色、气味、味道等属性，这就是知觉；经历过的事物在头脑中留下印象，能够回忆和再认，这就是记忆；把头脑中记忆的形象进行加工改造，形成新形象的过程就是想象；利用头脑中的概念等进行分析、判断、推理、综合的过程就是思维，这些都属于认知这一心理过程。人类在认识客观事物时，会产生喜、怒、哀、惧等情绪以及道德感、美感等情感；还会在活动中克服困难，主观地、能动地改造世界，表现出人的意志。

(二)人格

人格（personality）也称个性，是指一个人区别于他人的、在不同环境中一贯表现出来的、相对稳定的心理特征的总和，包括人格心理倾向、人格心理特征和自我意识三个方面。

人格的倾向性是人格结构中最活跃的因素，是心理活动的动力系统，包括需要、动机、兴趣、世界观等。人格的心理特征包括能力、气质和性格三个方面。人们在完成某种活动时所具备的心理条件称为能力；在心理活动的速度、强度和稳定性方面的人格特征称为气质；对事物的态度和习惯化的行为方式的人格特征称为性格。人格中的自我调节系统是自我意识。自我意识通过自我认识、自我体验、自我调控对人格的各种成分进行调节。

三、心理的实质

(一)心理是脑的功能

从人们的生活经验、生理学的研究、临床医学实践、脑解剖等多个方面证明，心理是随着神经系统的出现而产生，又随着神经系统的发展而完善，由低级向高级逐渐发展起来的。无机物、植物以及没有神经系统的动物是没有心理的；无脊椎动物有感觉器官，能够认识事物的个别属性，开始有了感觉这种简单的心理现象；脊椎动物具有脑和脊髓构成的神经系统，能够认识事物的整体属性，产生了知觉这种较高一级的心理现象；而像猩猩等灵长类动物，它们的大脑进一步发展，不仅能够反映事物的外部属性，还能够认识事物之间的联系，可以利用工具解决问题，如能把大小不同的木箱叠加在一起，取到高处的食物，有了思维萌芽的心理现象；人类的神经系统尤其是大脑高度发达，有了思维和意识，才有了心理。所以，心理是脑的机能，尤其是大脑才是从事心理活动的器官。

(二)心理是人脑对客观现实的反映

从产生的方式上看，心理现象就是客观事物作用于感觉器官，通过大脑的活动产生的。因此，脑是心理的器官，但是有了脑而没有客观事物的刺激，心理现象也无法产生。如果把客观现实比作是原材料，大脑就相当于加工厂，没有原材料，加工厂也无法生产出任何产品。所以，客观现实是心理的源泉和内容。这个客观现实包括自然界、人类社会和人类自己。如在印度曾经发现让狼叼走养大的孩子——“狼孩”。虽然他们有健全的大脑，但是他们脱离了人类社会，也不会产生人的心理。

人的一切心理现象都是对客观现实的反映。这种反映是主观的、能动的，而不是像镜子反映物像那样被动的反映。脑对客观事物的主观映像，可以是事物的形象、概念或者是对事物的体验。不同的人或者同一个人的不同时期对同一事物的反映是不同的。就像阅读文学作品时，由于个人的生活体验、知识水平等的差异性，对作品的理解也千差万别。同一个人在不同的年龄阶段对同一文学作品的反映也不尽相同。

第二节　认知过程

认知过程（cognitive process）是人们获得知识和应用知识的过程。人通过认知过程主观的、能动地反映着客观事物及事物之间的内在联系，认知过程包括感觉、知觉、记忆、想象和思维等。

一、感觉和知觉

（一）感觉

1. 感觉的概念　感觉（sensation）是人脑对直接作用于感觉器官的客观事物的个别属性的反映。虽然感觉只能反映事物的个别属性，如颜色、声音、气味、软硬等，是最简单的心理现象，但是一切较高级、较复杂的心理现象，都是在感觉的基础上产生的。感觉是人认识世界的开始。如果一个人丧失了感觉，就不能产生认知，也不会有情绪情感和意志。如果感觉被剥夺，人的心理就会出现异常。

2. 感觉的种类　根据刺激的来源，感觉可以分为内部感觉和外部感觉。接受机体内部刺激并反映它们的属性的感觉称为内部感觉，包括运动觉、平衡觉、机体觉等。接受外部刺激并反映它们的属性的感觉称为外部感觉，包括视觉、听觉、嗅觉、味觉、皮肤觉等。

3. 感觉的特性

（1）感受器与适宜刺激　直接接受刺激产生兴奋的装置叫感受器（sensor）。感受器将各种刺激的能量转换为神经冲动，经传入神经到达大脑皮层的特定区域形成感觉。大多数感受器只对一种刺激特别敏感，并且感受器与刺激种类的关系都是固定的。例如视觉感受器感受光波的刺激，听觉感受器感受声波的刺激，嗅觉感受器感受有气味的气体的刺激等。感觉器官最敏感的那种刺激就是该感受器的适宜刺激（adequate stimulu）。

（2）感受性和感觉阈限　每个人的感觉器官的感受能力是不同的。同样的声波刺激，有人能听到，有的人却听不到，这就是感觉能力的差别。感觉器官对适宜刺激的感受能力叫感受性（sensitivity）。感受性的高低可以用感觉阈限来衡量。能引起感觉的最小刺激量叫感觉阈限（sensory threshold）。感受性与感觉阈限之间呈反比，感觉阈限低感受性高。

感受性可分为绝对感受性和差别感受性，感觉阈限可分为绝对感觉阈限和差别感觉阈限。刚刚能引起感觉的最小刺激强度叫绝对感觉阈限（absolute sensitivity），可以衡量绝对感受性的高低。绝对感觉阈限越小，绝对感受性越高。刚刚能引起差别感觉的最小变化量叫差别感觉阈限（difference sensitivity），可以衡量差别感受性的高低。

（3）感觉适应与感觉后像　感觉适应（sensory adaption）是指在外界刺激的持续作用下，感受性发生变化的现象。“入芝兰之室，久而不闻其香；入鲍鱼之肆，久而不闻其臭”，说的就是嗅觉的适应现象。各种感觉都有适应现象，但适应性的高低有很大差别。嗅觉很快产生适应，痛觉则很难适应。有些感觉适应表现为感受性的降低，有些感觉适应则表现为感受性提高。人从亮的环境到暗的环境，开始看不到东西，后来逐渐看到了东西，这是暗适应；从暗的环境到亮的环境，开始觉得光线刺的眼睛睁不开，很快就不觉得刺眼了，这是明适应。暗适应是感受性增强的现象。在实际生活中，感觉适应是利弊兼具的一种心理现象。

（4）感觉对比与联觉　不同刺激作用于同一感受器时，感受性在强度和性质上发生变化的现象叫感觉对比（sensory contrast）。如灰色在黑色的背景上要比在白色背景上显得更亮一些。人们常说“红花还得绿叶扶”，就是因为有了绿色的对比，红色看起来更加鲜艳了。除了视觉有对比，嗅觉、味觉和皮肤感觉都有对比现象，如患者喝过苦的药水，再吃甜的东西，会觉得更甜；触摸过冷的东西再摸热的东西，觉得更热了。

当我们听到节奏感很强的音乐时，会觉得灯光也和音乐节奏一起闪动。这种一种感觉引起另一种感觉的现象叫联觉（synesthesia）。联觉现象在日常生活中非常普遍。教室和病房需要安静，其装饰常常采用冷色调，冷色使人感到清凉平静。电冰箱大多数是白色为主的冷色调，因为红色等暖色调会让人产生其制冷效果不好的错觉。

（5）感觉的补偿　在不同的生活实践中，人的感受性发展也不相同。尤其是通过专门的训练可使人的某种感觉比常人敏感。如调音师的听觉比常人灵敏。如果一个人丧失某种感觉，由于生活的需要，会使其他感觉更加发达来补偿，如盲人的听觉和触觉更加灵敏。

> **课堂互动**
>
> 医护人员在观察疾病、了解药物疗效、手术效果时，随时和患者及家属接触，采用问诊、望诊、触诊、叩诊、听诊、嗅诊，全面了解患者的病变，为疾病的诊断、药疗、康复、健康教育、行为方式纠正提供依据。为什么？

（二）知觉

1. 知觉的概念　知觉（perception）是人脑对直接作用于感觉器官的客观事物整体属性的反映。知觉与感觉都是人脑对直接作用于感觉器官事物的反映，但是感觉只反映事物的个别属性。知觉则反映事物的整体属性。知觉对事物的反映依赖于个人的知识经验，并受人的主观态度影响，而感觉则不依赖于个人的知识和经验。

2. 知觉的分类　依据知觉对象存在的形式分为空间知觉、时间知觉、运动知觉等。

（1）空间知觉（space perception）　空间知觉是对事物空间特性的反映，它不是天生就有的，是通过后天学习获得的。它包括对物体的大小知觉、形状知觉、方位知觉、距离知觉。

（2）时间知觉（time perception）　时间知觉是对事物的延续性和顺序性的反映。人可以根据计时器、昼夜交替、四季变换及人体的生物钟等对时间进行知觉。生物钟不仅可以估计时间，还可以调节人的行为活动。人们所从事活动内容的丰富性、对事件所持有的态度和情绪可以影响时间知觉的准确性。

（3）运动知觉（motion perception） 运动知觉是对物体在空间位移速度的反映。物体位移的速度太快太慢都不产生运动知觉。如光的运动速度非常快，时钟上的时针走得太慢，人们都看不到。

3. 知觉的特性

（1）整体性（comprehensive） 知觉的对象由不同的部分组成，有不同的属性，但我们并不把它感知为个别孤立的部分，而总是把它作为具有一定结构的整体来反映，甚至当某些部分被遮盖或抹去时，我们也能够将零散的部分组织成完整的对象，知觉的这种特性称为知觉的整体性或知觉的组织性。格式塔心理学家曾对知觉的整体性进行过许多研究，提出知觉是把组成事物的各个部分，按照一定的规律，以稳定并且连贯的形式组织起来。

（2）选择性（perceptual selectivity） 每时每刻作用于感觉器官的事物有很多，人不能把所有作用于感觉器官的事物都纳入自己的意识范围，而总是把某一事物作为知觉的对象，周围的事物作为知觉背景。知觉对象清楚突出，而知觉背景模糊不清。这种对外界事物进行选择的知觉特性，称为知觉的选择性。由于知觉选择性，人能集中注意少数重要的刺激或刺激的重要方面，而排除次要刺激的干扰。知觉的对象并不是固定不变的，知觉对象与知觉背景可以发生变化（图2-1）。

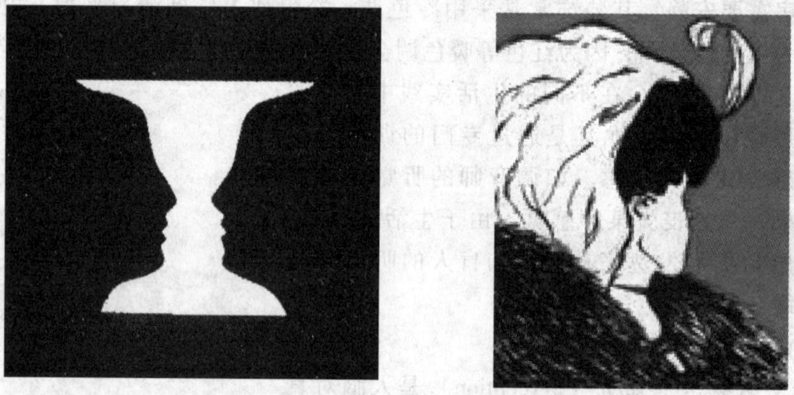

图2-1 知觉的选择性

（3）恒常性（perceptual constancy） 知觉的恒常性是指由于知识和经验的参与，使知觉并不随着知觉条件的变化而变化。例如，就视觉而言，随着观察的距离、角度和明暗条件不同，视网膜上的物像各不相同，但人们能够校正信息的输入，不至于面对复杂多变的外部环境而不知所措。由于知觉这种相对稳定的特性，使人能够在不同的情况下，始终按事物的真实面貌来反映事物，从而有效地适应环境。因此，知识经验越丰富，就越有助于知觉对象的恒常性。知觉恒常性现象在视知觉中表现得很明显、很普遍，主要表现为大小恒常性、形状恒常性、明度恒常性、颜色恒常性。

（4）理解性（perceptual intelligibility） 知觉的目标之一是以自己的过去经验来解释知觉的对象，并用词汇或概念对其进行命名或归类，即赋予知觉对象一定的意义。人们以已有的知识经验为基础，去理解和解释事物，使它具有一定意义的特性，称为知觉的理解性。即便在非常困难的条件下，人也能够依据特别微小而零散的线索试图对知觉对象命名，并把它归入到熟悉的一类事物之中。知觉的理解性是以知识经验为基础的，有关的知识经验越丰富，对知觉对象的理解就越深刻、越全面，知觉也就越迅速、越完整、越正确。如一个经验丰富的护士对疾病和病患的知觉要比新护士快速、深刻、完整。另外，言语对人的知觉具有指导作用。言语提示能在环境相当复杂、外部标志不很明显的情况下，唤起人的回忆，运用过去的经验来进行知觉。言语提示越准确、越具体，对知觉对象的理解也越深刻、越广泛。

> **课堂互动**
>
> 临床护理的药物治疗中，安全给药是关键护理任务之一，药物治疗时要严格遵守“三查七对”环节：给药之前查对、给药过程中查对、给药之后查对；查对患者的床号、姓名、药名、浓度、剂量、时间、方法。为什么？

4. 错觉　对刺激的主观歪曲的知觉称为错觉（illusion）。错觉是客观存在的，通过主观无法克服，有固定的倾向。只要具备条件，错觉就必然产生，这是有规律的。错觉有线条长短的错觉、线条方向的错觉等（图2-2）。电影、电视中的特技镜头、霓虹灯的变换效果等，都是错觉在现实生活中的应用。

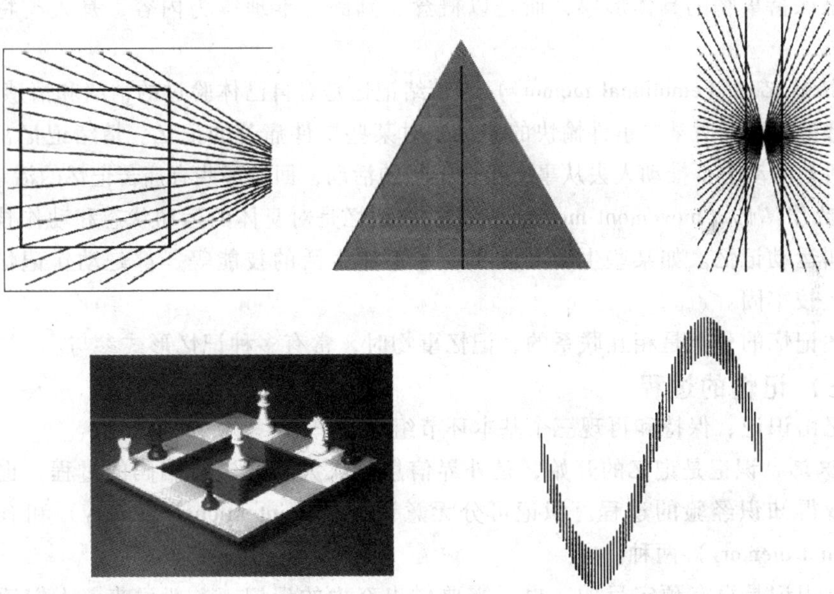

图2-2　错觉

二、记忆

（一）记忆的概念

记忆（memory）是过去的经验在头脑中的反映。感知觉是反映当前作用于感觉器官的事物，而记忆是对过去经验的反映。凡是过去的经验都可以储存在大脑中，在需要的时候又可以把它们从大脑中提取出来。只有这样，人们才能不断地积累知识和经验，并通过分类、比较等思维活动，认识事物的本质和事物之间的内在联系。所以，记忆是人脑对输入的信息进行储存、编码和提取的过程。因为记忆把过去的心理活动和现在的心理活动联系起来，所以记忆是心理发展的奠基石。通过记忆，人们不断地积累知识与经验，记忆是人类智慧的源泉。

（二）记忆的种类

根据记忆的内容，记忆可分为五种。

> **课堂互动**
>
> 手术结束后，医护人员书写麻醉方式、手术过程中患者的症状、体征、出血、手术名称等，他（她）们使用的记忆方式有哪些？手术过程中医生的口头医嘱，护理工作者如何记忆？

1. 形象记忆（imaginal memory） 形象记忆对感知过的事物形象的记忆。通常以表象形式存在，因此也叫表象记忆。这种记忆是对客观事物的形状、大小、体积、颜色、声音、气味、滋味、软硬、温冷等具体形象和外貌的记忆。直观形象性是形象记忆的显著特点。

2. 情景记忆（situational memory） 情景记忆是指对亲身经历过的事件的记忆。如人对包含时间、地点、人物和情节事件的记忆。

3. 语义记忆（semantic memory） 语义记忆是用词的形式对事物的性质、意义等方面的记忆，也叫逻辑记忆（logic memory）。这种记忆不是保持事物的具体形象，而是以概念、判断、推理等为内容，是人类特有的记忆形式。

4. 情绪记忆（emotional memory） 情绪记忆是对自己体验过的情绪和情感的记忆，也叫情感记忆。如对某些事件愉快的记忆，对某些事件痛苦的记忆。情绪记忆常成为人们当前活动的动力，推动人去从事有愉快记忆的活动，回避那些有痛苦记忆的活动。

5. 动作记忆（movement memory） 动作记忆是对身体的运动状态和动作技能的记忆，也叫运动记忆。如某些生活习惯和一些工作生活的技能等，都是动作记忆。这一类记忆比较牢固。

上述记忆的分类是相互联系的，记忆事物时，常有多种记忆形式参与。

（三）记忆的过程

记忆由识记、保持和再现三个基本环节组成。

1. 识记 识记是记忆的开始，是外界信息输入大脑并进行编码的过程，也是人们学习和取得知识经验的过程。识记可分无意识记（unintentional memory）和有意识记（intentional memory）两种。

无意识记是没有预定目的、也不需要付出努力的识记。一般说来，人们感兴趣的事物、有重大意义的事物、许多知识经验等都可以通过无意识记进行记忆。但是无意识记具有片面性、偶然性等特点，不利于系统地学习知识。

有意识记是事先有明确目的、并需要付出努力的识记，如外语单词的记忆。有意识记是系统学习和掌握知识的主要手段，在学习和工作中具有重要意义。根据是否理解识记的内容，有意识记还可分为机械识记和意义识记，意义识记比机械识记持久，并且更易于回忆或再认。

2. 保持 知识经验在大脑中储存和巩固的过程叫保持。保持是一个动态过程，因为随着时间的推移，保持的内容在量和质两方面发生变化。由于每个人的知识和经验不同，信息保持的变化也不尽相同。识记获得知识经验，保持把识记的内容储存在大脑中，识记的次数越多，知识和经验保持得越牢固。

3. 再现　再现包括回忆和再认，回忆和再认是储存的信息提取的过程。从大脑中提取知识经验的过程称为回忆；如果识记过的材料重现在眼前，再从大脑中提取的过程称为再认。再认和回忆都是从大脑中提取已经储存的信息，只是形式不一样。

记忆的过程是一个完整的过程，这个过程的三个环节是密不可分的，缺少任何一个环节记忆都不能完成。识记是保持和再现的前提，没有识记就没有保持，更不会有回忆和再认；识记了没有保持，就不会有回忆和再认，保持是识记和再现的中间环节；再现是识记和保持的结果，有助于所学知识的巩固或经验的获得。

（四）记忆的系统

根据信息的编码、储存时间和信息提取方式的不同，记忆可分为瞬时记忆、短时记忆和长时记忆三种记忆系统（three types of memory system）。

1. 瞬时记忆（immediate memory）　瞬时记忆又叫感觉记忆或感觉登记，是指外界刺激以极短的时间呈现一次后，信息在感觉通道内迅速被登记并保留一瞬间的记忆。瞬时记忆的信息以感觉的形式保存，以刺激的物理特性进行编码。前面所说的感觉后像就是一种感觉记忆。瞬时记忆的容量很大，但保留的时间很短，图像记忆保存0.25～1秒，声像记忆可超过1秒，瞬时记忆经过注意可转入短时记忆。

2. 短时记忆（short－term memory）　短时记忆是指外界刺激以极短的时间一次呈现后，保持时间在1分钟内的记忆。在短时记忆对信息的编码方式中，语言材料多为听觉形式编码，非语言材料以视觉表象为主。短时记忆既有从瞬时记忆中转来的信息，也有从长时记忆中提取出来的信息，都是当前正在加工的信息，因此是可以被意识到的。短时记忆的容量在7±2个项目（项目是记忆单位，可以是字、词或短语等）。短时记忆中的信息经过复述可以进入长时记忆，如果不复述则随时间延长而自动消失。

3. 长时记忆（long－term memory）　长时记忆是指信息保持时间大于1分钟的记忆。长时记忆的信息保持时间可以是几分钟、几天、几个月、几年甚至终生难忘。长时记忆的容量无论是信息的种类还是数量都很大。长时记忆的信息编码有语义编码和形象编码。研究表明，长时记忆的材料组织程度越高，越容易提取。当长时记忆储存的信息因为自然衰退或者受到干扰时，会产生遗忘。

（五）记忆的品质

人的记忆存在极大的差异，主要体现在记忆四个品质上。

1. 记忆的敏捷性　记忆的敏捷性是指识记速度快慢方面的特征。识记敏捷的人，在一定时间内，记住的内容多、速度快。“过目成诵”指的就是记忆敏捷。

2. 记忆的持久性　记忆的持久性是指识记事物保持时间长短方面的特征。记忆持久的人，记忆知识的巩固程度好，能保持较长时间。

3. 记忆的准确性　记忆的准确性是指对记忆内容的识记、保持和再现的精确程度方面的特征。记忆准确的人，回忆起来的事物与原来识记过的材料完全相符，没有歪曲和遗漏，也没有减少或增多，这是最重要的记忆品质。如果缺乏记忆的准确性，那么记得再快、再牢也是无意义的。汉末学者蔡邕的400篇作品，在他被害后，由女儿蔡文姬准确无误地背出来，才得以流传至今。记忆的准确性依赖于对事物是非的辨别能力。因此，识记时要准确识别事物的本质属性。

4. 记忆的准备性　记忆的准备性是指从记忆中提取所需知识速度快慢方面的特征。准备性强的人，记忆的知识处于活跃状态，能随时提取出来用以解决有关问题。在知识竞赛中，虽然大家都掌握了回答某些问题的有关知识，但有的人反应很快，有的人反应很慢，这就是记忆准备性品质的差异。

（六）遗忘及其规律

1. 遗忘的概念　如果储存在大脑中的信息既不能回忆也不能再认，或者发生了错误的回忆或再认，就是发生了遗忘（forgetting）。遗忘可能是永久性遗忘，如果不重新学习，就永远不能回忆或者再认；也可能是暂时性不能回忆或者再认，在适当条件下还可以再恢复。

2. 遗忘的原因　遗忘可能是由于储存的信息没有得到强化而逐渐减弱直至消退，也可能是前后获得的信息相互干扰。先前学习获得的信息对新近的学习产生干扰，叫前摄抑制；后来学习获得的信息对新近的学习产生干扰，叫倒摄抑制。

3. 遗忘的规律　德国心理学家艾宾浩斯（Herann Ebbinghaus，1850—1909）是研究记忆和遗忘的创始人。他在识记后不同的时间间隔里检查被试者的记忆保存量，结果发现，在识记的最初阶段遗忘的速度很快，但是，随着时间的推移，遗忘的速度越来越慢，他的研究成果证明了遗忘的规律。后人用他的实验数据，以间隔的时间为横坐标，以保存量为纵坐标，绘制了遗忘进程曲线（图2－3），从遗忘曲线上看，遗忘的速度是越来越慢。

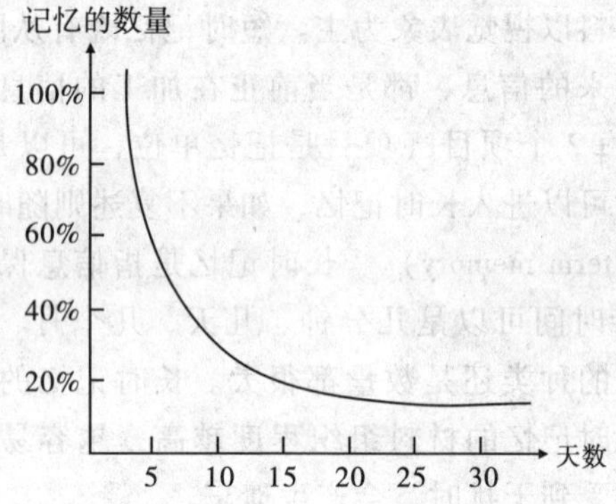

图2－3　艾宾浩斯遗忘曲线

在学习知识时，为了取得良好的记忆效果，根据先快后慢这一遗忘规律，我们应该及时复习，否则会影响记忆的效果。如果在尚未遗忘多少的时候进行复习，就能取得事半功倍的效果。

遗忘还受个人兴趣、爱好以及信息是否有意义、是否能够理解等因素的影响。个体感兴趣的信息、或者自认为对自己很重要的信息、或者能够真正理解其含义的信息不容易遗忘。要增强记忆力，就应该根据这些记忆的规律，在实践中培养良好的记忆品质。如培养兴趣爱好、明确目的、加强理解、减少干扰等。

（七）表象

1. 表象的概念　表象（image）是感知过的事物形象在头脑中的再现，是形象记忆。表象的内容不是关于事物的概念或者语言描述，而是事物的形象。

2. 表象的特征

(1) 直观形象性　因为表象是对事物形象的再现，所以表象最重要的特征就是具有直观形象性。通过表象，人们积累感性知识，一个人去过的地方、见过的人越多，他的表象内容就越丰富。

(2) 可操作性　表象在我们的头脑中可以缩小，可以放大，还可以翻转，这种特性叫做表象的可操作性。正是因为这个特征，表象可以为想象提供素材。想象对已有的表象进行加工和改造，创造出新形象。所以，没有表象提供素材，就没有想象。

(3) 片段不稳定性　表象所产生的物体形象是不完整、不稳定的。就像我们回忆起以前的朋友，在头脑中可能浮现出他的面容、或者身材、或者表情，像电影镜头一样，可能是全景的，也可能是某一局部的特写，这一特性称为表象的片段不稳定性。这一特点与知觉形象不同，知觉所形成的物体形象是很稳定的。

(4) 概括性　表象的形象是去掉事物的一些次要特征而保留了事物的主要特征，这种特性称为表象的概括性。表象的概括性与思维的概括性相比，是初级的。

表象是感知向思维过渡的桥梁，在心理发展过程中是感知向思维过渡的中间环节，没有表象，就没有思维。

三、思维与想象

(一) 思维

1. 思维的概念　思维（thinking）是人脑对客观事物的本质和事物之间的内在联系的反映。在思维的形式上，思维是对客观事物间接的和概括的反映；在反映客观事物的时间上，思维可以反映当前的事物、也可以反映过去的事物，甚至未发生的事物。

2. 思维的特征　思维作为事物内在联系的反映形式，具有间接性和概括性的特征。

> **课堂互动**
>
> 在重症监护病房里，一位高血压危象的60岁男性患者，合并有糖尿病、肺炎，主治医师申请专家会诊，要求研究心血管疾病的专家、研究内分泌疾病的专家、研究呼吸系统疾病的专家帮助，为什么？

(1) 间接性　思维对客观事物的反映不是直接的，而是根据以往的经验或者以其他事物为媒介，对没有直接作用于感觉器官的客观事物加以认识和反映，这就是思维的间接性。例如早上起来看到大地很湿，可以推断出昨天夜里下了雨。虽然没有亲眼看见下雨，但是从眼前的情景可以推断出来。再如，临床医生通过对病患心脏的听诊，以及通过心电图等手段来了解心脏的状况。另外，由于思维的间接性，人们可以对尚未发生的事物作出预见，例如气象台的天气预报等。

(2) 概括性　思维可以把某一类事物的共同属性抽取出来，形成这一类事物共同的、本质的及规律性的认识，这就是思维的概括性。一个概念概括了一类事物的共同属性，以词的形式表现出来。例如，把各种蔬菜的共同特点抽取出来加以概括，形成蔬菜的概念；把各种水果的共同特点抽取出来加以概括，形成水果的概念。概念的形成，先是把事物的特性从事物本身中抽取出来，然后再把抽取出来的事物的属性加以分类，用词语把这一类事物标记出来，这就是思维的概括。思维的概括水平随着知识的丰富、经验的增多、语言的发展，由低级向高级不断发展。思维的概括水平越高，越能认识事物的本质和规律。

3. 思维的种类

（1）动作思维、形象思维和抽象思维　根据思维的形态，思维可以分为动作思维、形象思维和抽象思维。动作思维（action thinking）是在思维过程中，以实际动作为支撑的思维。婴幼儿掌握的语言少，其思维方式主要靠动作思维来解决问题。动作思维具有直观和具体的特点。形象思维（imaginal thinking）是用表象来解决问题的思维。如作家在文艺作品中塑造人物形象，建筑设计师设计房屋都是形象思维。抽象思维（abstract thinking）是以概念、判断、推理的形式来反映客观事物的运动规律、本质特征和内在联系的认识过程。如医生将患者的症状、体征及实验室检查等因素结合在一起，进行思考得出临床诊断的过程。抽象思维是发展较晚的一种高级形式。

一般情况下，成人在解决问题进行思维时，往往是三种思维相互联系、交叉运用的。由于任务不同，三种思维参与的程度也不同。

（2）聚合思维和发散思维　根据思维的方向，思维可以分为聚合思维和发散思维。聚合思维（convergent thinking）是把可以解决问题的各种信息集中起来得出最好的答案，也叫求同思维。如在标准化考试中的单项选择题，就是在几个答案中选择一个最佳答案。发散思维（divergent thinking）是沿着不同的方向或者从不同角度探索解决问题的答案的思维，也叫求异思维。当解决问题不止一个方法或者没有现成的经验可以借鉴的时候，就需要发散思维。

（3）再造思维和创造思维　根据思维是否具有创造性，思维可分为再造思维和创造思维。再造思维（reproductive thinking）是用已知的方法解决问题的思维。这种思维在解决问题时既规范又可以节约时间。创造思维（creative thinking）是用独创的方法解决问题的思维，是智力水平高度发展的表现，创造性思维可以带来更高的社会价值。

4. 思维的操作过程　思维过程是通过把新输入的信息与原来储存的信息进行分析与综合、抽象与概括、分类与比较等一系列活动，来揭示事物本质的特征及事物之间内在的、规律性的联系。

（1）分析与综合　分析是将事物整体分解为各个部分或各个属性的思维过程；综合是将事物的各个部分或各个属性结合起来形成一个整体的过程。分析与综合是同一思维过程中相反而又紧密联系的两个方面。在分析与综合的过程中，达到认识事物本质的目的。

（2）抽象与概括　抽象是舍弃事物的非本质属性和特征，而抽取事物的共同属性和本质特征的思维过程；概括是把抽取出来的共同属性和特征结合在一起，并推广到同类的其他事物中去的思维过程。

（3）分类与比较　分类是根据不同事物之间的共同点、不同点以及事物的主要特征和次要特征把事物归入相应的某一类；比较是把不同的事物或现象放在一起，确定它们的共同点、不同点及其相互关系。

5. 问题解决的思维过程　认知心理学研究思维的一个途径就是问题解决。问题解决是一个非常复杂的心理过程，其中最为关键的是思维活动。解决问题的思维过程，可分为发现问题、分析问题、提出假设和检验假设四个阶段。

（1）发现问题　发现问题是解决问题的开始阶段，是看清楚问题，并产生解决问题的需要和动机。这与个体的认知水平、知识经验、需要和动机等因素有关。认知水平高、知识经验丰富、求知欲旺盛的人，容易发现问题。

(2) 分析问题　分析问题就是找出问题的关键所在，找出问题的主要矛盾和矛盾的主要方面。通过分析，可以把握问题的实质，确定解决问题的方向。

(3) 提出假设　提出假设就是根据问题的性质、已有的知识经验、以前解决类似问题所用的策略等因素，找出解决问题的原则、途径和方法。提出假设不一定一次成功，往往要经过多次的尝试之后，才能找到正确的解决方案。

(4) 检验假设　要查明假设是否正确，必须通过实践证明。如果假设在实践中多次验证获得成功，问题得到了解决，就证明假设是正确的。反之，假设是错误的，就需要另外寻找解决问题的方案，重新提出假设。

在现实中不能机械地去应用以上所说的问题解决的步骤，因为实际的思维过程不会按照一个步骤接着一个步骤那样按部就班地进行，而是一个反复的、曲折的过程。

6. 问题解决的策略

(1) 算法策略　算法策略是在问题空间中随机搜索所有可能的解决问题的方案，直至选择一种有效解决问题的方法。采用算法策略可以保证问题的解决，但是需要花费大量的时间和精力进行反复的尝试。

(2) 启发法　启发法是根据一定的经验，在问题空间内进行较少的搜索，以达到问题解决的一种方法。启发法不能保证问题解决的成功，但这种方法比较省时省力。启发法有手段－目的分析法、逆向搜索法及爬山法。手段－目的分析法是将需要达到问题的目标状态分成若干子目标，通过实现一系列的子目标最终达到总目标的方法；逆向搜索是从问题的目标状态开始搜索，直至找到通往初始状态的通路或方法；爬山法是采用一定的方法，逐步降低初始状态和目标状态的距离，以达到问题解决的一种方法。

7. 影响问题解决的心理因素　影响问题解决的因素有自然因素、社会因素和心理因素。这里只介绍几种影响问题解决的心理因素。

(1) 迁移（transfer）　迁移是指已有的知识、经验和技能对学习新知识、获得新经验、掌握新技能产生影响。如果这种影响是有利的、积极的，就是正迁移。如果这种影响是阻碍的、消极的，就是负迁移。如学习汉语拼音会妨碍英语的学习，这是负迁移。

(2) 定势（set）　定势是指从事某种活动前的心理准备对后边活动的影响。已有的知识经验，或者刚获得的经验都会使人产生定势。定势可以使我们在从事某些活动时，相当熟练，甚至达到自动化，节省很多时间和精力。但是，定势也会束缚人们的思维，使人们只用常规方法去解决问题，而不求用其他“捷径”突破，因而也会给解决问题带来一些消极影响。不仅在思考和解决问题时会出现定势，在认识他人、与人交往的过程中也会受心理定势的影响。

(3) 原型启发　从实际生活中受到启发而找到问题解决的途径或方法叫原型启发。产生启发作用的事物叫原型。例如，瓦特看到水开时产生的蒸汽把壶盖顶起来，受到启发，发明了蒸汽机。但不是有了原型就一定会有原型启发。

(二) 想象

1. 想象的概念　想象（imagination）是大脑对已有的表象进行加工和改造，进而创造新形象的过程。这是一个形象思维的过程。例如人们看小说时，在头脑中产生的各种情景和人物形象就是想象活动的结果。新颖性和形象性是想象的基本特征。

2. 想象的分类　按照是否有目的、有意识，想象分为无意想象和有意想象。

(1) 无意想象　没有预定的目的，在某种刺激下，不由自主产生的想象叫无意想象。如在溶洞中看到形状各异的钟乳石，我们根据它的形状，把它想象成现实中的事物。梦是一种无意想象，没有目的，不受意识支配，而且内容往往脱离现实，不合逻辑。如果一个人总能听见现实中本不存在的声音，或者看见现实中不存在的物体，这就是出现了幻觉。幻觉是在精神异常状态下产生的无意想象。

(2) 有意想象　有目的、有意识进行的想象是有意想象。有意想象又分为再造想象、创造想象和幻想。

当我们在阅读文学作品中的人物描述时，头脑中会产生一个活生生的人物形象，这种根据语言描述或图标模式的示意，在头脑中形成相应形象的想象叫再造想象。在再造想象过程中，我们会运用自己的感知觉材料和记忆表象作部分的补充。

不依据现成的描述和图示，创造出新形象的过程叫创造想象。如科学家的创造发明，服装设计师设计的新款服装，画家构思绘制的图画等。创造想象具有首创性的特点，比再造想象要复杂、困难得多。

3. 想象与表象的区别　想象来源于表象却不等同于表象。表象是大脑中过去已知事物形象的再现，属于形象记忆；而想象则是通过对表象的加工和改造，创造新形象的思维过程，属于形象思维。例如，在文学作品中，作家把在日常生活中接触过的人物形象进行分析归类，将一些典型的特点集中在某一个人身上，从而创造出新的人物形象。想象出来的这个新人物形象既是现实生活中的某一个人，但又不全是，还有其他人的某些特点。所以想象是来源于现实生活，以表象为基本素材，借助表象的某些方面创造出来的新形象，它可以是世上尚不存在的或根本不可能存在的事物形象。

四、注意

(一) 注意的概念

注意（attention）是心理活动对一定对象的指向和集中。指向是指心理活动总是选择某一对象，同时舍弃其他对象。集中是指心理活动停留在某一对象并保持一定的紧张度和强度。如外科医生做手术时，注意集中在手术操作中。注意能使选择对象处于心理活动的中心并努力维持，是主动进行的。

注意不是一种心理过程，而是一种始终与心理活动相伴随的心理状态。也就是说，注意是心理活动总是指向和集中在某些对象上的这种状态。离开心理过程，注意就不存在；离开注意，心理过程也无法进行。注意不能反映事物的属性、特点，只能保证心理过程朝着目标进行，及时准确地反映客观事物及其变化。

(二) 注意的种类

根据产生和保持注意有无目的性和意志努力的程度不同，可以把注意分为无意注意、有意注意和有意后注意三类。

1. 无意注意　没有预定目的、不需要意志努力维持的注意称为无意注意。无意注意是由外界事物引起来不自主的注意，因此也叫不随意注意。如上课时大家正在专心听讲，教室的门突然被人打开，有人不由得看了一眼，这就是无意注意。引起无意注意的原因，一方面有刺激本身的特征，如新颖的、奇异的、变化的、对比鲜明的、突然出现的、强度大的刺激；另一方面还包括人的主观特征，如个人的兴趣、爱好、需要、情绪等。

2. 有意注意　有预定目的、需要付出一定意志努力维持的注意，称为有意注意，也叫随意注意。有意注意是一种主动的服从注意对象的状态，受人的意识支配。如学生上课认真听老师授课，护士进行静脉注射等护理操作，这些都是需要意志努力维持的有意注意。有意注意是在无意注意的基础上发展起来的、人类所特有的一种心理现象。有意注意可以提高工作和学习的效率，因此要培养有意注意。可以通过加深对目的、任务的理解、培养和提高兴趣、增强抗干扰的能力等途径来保持有意注意。

3. 有意后注意　既有目的、又不需要意志努力维持的注意是有意后注意，也叫随意后注意。当我们刚学骑自行车时，特别小心、精力集中，这是有意注意。当把自行车作为交通工具，骑自行车已经变成一种熟练的技能时，骑自行车就不需要特别关注，只在交通拥挤的复杂情况时，稍加注意就行了，这时骑自行车就成了有意后注意。有意后注意是在有意注意的基础上发展起来的，具有高度的稳定性。当一些活动和操作变成有意后注意，将会节省人的精力，对完成长期任务有积极的意义。

在每个人的心理活动中，都有这三种注意类型。无意注意可以转化为有意注意，有意注意可以转化为有意后注意，三种注意类型的相互转化，才能保证人们学习和工作的效率。

（三）注意的品质

1. 注意广度　在同一时间内，意识所能清楚地把握注意对象的数量，叫注意广度，也叫注意范围。注意范围与任务的难易程度、注意的对象是否集中、是否有联系、有规律有关，还与个体的知识经验、情绪有关。只有具备一定的注意广度这一品质，才能“眼观六路，耳听八方”，将复杂的注意对象“尽收眼底”。

2. 注意的稳定性　注意集中于选择对象持续的时间，称为注意的稳定性。注意维持的时间越长，稳定性越高。注意的稳定性高低能够直接影响学习和工作的效率，并且有较大的个体差异。注意稳定性除与个体的个性特征有关，还与后天的专门训练有关。

人的注意不是长时间固定不变的，而是呈现周期性的增强和减弱的现象，这个现象称为注意起伏或者叫做注意动摇。这是由于生理过程的周期性变化引起的，是普遍存在的现象，注意起伏通过主观无法克服。

当注意被无关对象吸引而离开了心理活动所要指向的对象时，称为注意分散，这也是我们平时所说的分心。分心使学习和工作的效率下降，是一种需要克服的不良的注意品质。

3. 注意分配　在同一时间内，把注意指向不同的对象，同时从事两种或两种以上不同活动的现象，叫注意的分配。如有人一边看电视一边织毛衣，有人一边看小说一边听音乐，护士一边进行注射操作，一边观察患者的情况。这些现象都说明注意是可以分配的。但是，注意分配也是有条件的，当所从事的活动至少有一种活动非常熟练时，才能进行注意分配。例如，让写字不熟练的小学生一边听讲一边记笔记，就会出现听讲忘了记笔记或者记笔记忘了听讲的情况。只有在写字非常熟练时，才能一边听讲一边记笔记。另外，所从事的活动之间要存在内在联系，如果没有内在联系，也很难做到注意分配。如在弹奏歌曲的同时演唱，必须是同一首歌，才能进行注意分配。人无法弹奏一首曲子而演唱另外一首歌曲。通过训练使操作技能熟练，就可以提高注意的分配能力，进而提高工作效率。

4. 注意转移　由于任务的变化，注意由当前的对象转移到其他对象上去的现象，称为注意转移。注意转移不同于注意分散，前者是根据任务的要求，主动转移到另一种对象上；后者是被动离开，转移到无关的对象上。注意转移的速度，取决于个体对前后两种活动的态度，也受个性的影响。

注意力是有个体差异的。可以通过有意识地训练，改善注意的品质，提高注意能力。如培养对学习的兴趣，增强对工作的责任感，增强事业成功的动机，培养坚强的意志，养成良好的习惯等。

第三节　情绪与情感过程

人在认识和改造客观世界的实践活动中，会表现出喜、怒、哀、恨等态度体验，这就是人的情绪和情感过程。

一、情绪与情感概述

情绪（emotion）和情感（feeling）是人对客观事物是否满足自己的需要而产生的态度体验。客观事物是情绪情感产生的来源，需要是情绪情感产生的基础。如果外界事物符合主体需要，就会引起积极的情绪体验，否则会引起消极的情绪体验。另外，情绪和情感是一种主观感受或者内向体验，它能够扩大或缩小、加强或减弱内在需要，使人更易于适应复杂多变的环境。

一个人的情绪和情感可以通过他的外部表现看出来。人的表情就是情绪情感变化的外部表现，人的表情包括面部表情、身体表情和语言表情。表情既有先天的，又有后天模仿的，它以复杂的方式传递着交际的信息，使人们相互了解，帮助人辨认当时所处的人际环境，从而产生适应的反应。

（一）情绪与情感的区别与联系

1. 区别　情绪是人对客观事物是否符合自己需要的简单的体验，较低级，人和动物共有。如面对美好的事物，人会产生愉悦；对危及生命安全的事件，人会产生恐惧。情感是与人的社会需要相关联的体验，是高级的、复杂的、人类特有的。情绪具有冲动性、情境性和不稳定性的特点；情感具有深刻性、稳定性和持久性的特点。

2. 联系　情绪依赖于情感，情感也依赖于情绪。人的情感总是在各种不断变化的情绪中体现出来。离开具体的情绪过程，情感就不存在。如爱国主义情感在不同情况下的表现不同，当看到祖国遭受列强的蹂躏时无比的愤怒，当看到祖国日新月异的发展时非常喜悦。

（二）情绪与情感的功能

1. 适应　情绪和情感是机体生存、发展和适应环境的重要手段，有利于服务、改善人的生存和生活条件。如婴儿通过情绪反应与成人交流，以便得到更好的抚养。人们也可以通过察言观色了解他人的情绪状态，来决定自己的对策，维持正常的人际交往。这些都是为了更好地适应环境，以便更好的发展。

2. 动机　内驱力是激活机体行动的动力，而情绪和情感可以使内驱力提供的信号产生放大和增强的作用。

3. 组织　情绪和情感对其他心理活动具有组织作用。因为积极的情绪和情感对活动起着促进作用，消极的情绪和情感对活动起着阻碍作用。这种作用与情绪和情感的强度有关，中等强度愉快的情绪和情感有利于人的认识活动和操作的效果。

4. 信号　情绪和情感具有传递信息、沟通思想的功能，这项功能是通过情绪情感的外部表现也就是表情实现的。表情还与身体的健康状况有关，是医生诊断病情的指标之一。

（三）情绪情感的维度及其两极化

对情绪情感可以从强度、动力性、激动度和紧张度几方面来进行度量，即情绪情感变化有不同的维度。每一维度都具有两种对立状态，如爱与恨、喜悦与悲伤等。这两种对立状态构成了情绪情感的两极。情绪情感的强度有强和弱两极，动力性有增加和减弱两极，激动度有激动和平静两极，紧张度有紧张和轻松两极。

二、情绪与人的行为和健康

（一）情绪的种类

1. 基本情绪和复合情绪　人的基本情绪有快乐、愤怒、悲哀、恐惧四种类型，简称为喜、怒、哀、惧。快乐是需要满足的体验和反映；愤怒是愿望和目的达不到，一再受挫的体验和反映；悲哀是失去喜爱的东西或无法得到所追求的东西的体验和反映；恐惧是预感或面临无法应对的危险的情绪体验。由不同的基本情绪组合派生出复合情绪，如由恐惧、痛苦、不安等情绪组合起来的可能是焦虑。

2. 情绪状态　从情绪的状态看，情绪可分为心境、激情和应激三种状态。

（1）心境（mood）　心境是微弱的、持久的而具有弥漫性的情绪体验状态。愉快的心境使人精神愉快，看周围的事物也带上愉快的色彩，动作也会变得敏捷，正所谓“人逢喜事精神爽”。而不愉快的心境使人感到心灰意冷、意志消沉，长期悲观的心境还会有损于人的健康。

（2）激情（passion）　激情是一种强烈的、持续时间较短的情绪状态。这种状态往往由重大的、突如其来的生活事件或者激烈的、对立的意向冲突引起，具有明显的外部表现和生理反应。在激情状态下，人能发挥自己意想不到的潜能，做出平常不敢做的事情，但也能使人的认识偏激，分析力和自控能力下降。

（3）应激（stress）　应激是在出乎意料的紧急情况或遇到危险情境时出现的高度紧张的情绪状态。如人在遇到地震、火灾或者恐怖袭击时，会根据自己的知识经验，迅速地判断当前情况，挖掘自己的潜能，以应对危险的情境。

3. 社会情感　人的社会情感主要有道德感、理智感和美感，这些都特属于人类的高级情感。

（1）道德感　道德感是根据一定的道德标准，人们对自身及他人言行进行评价的一种情感体验。如对祖国的自豪感、对社会的责任感、对集体的荣誉感以及职业道德都属于道德感。医护人员的职业道德就是医德，是医护人员的医疗行为准则。

> **课堂互动**
>
> 护理工作中有许多事项涉及患者选择权利、隐私权利、知情权利，当护理工作者的工作与患者的情绪反应出现抵触不和谐时，护理工作者如何调整控制社会情感？请你谈一谈。

(2) 理智感　理智感是指人在智力活动中所产生的情绪体验，是满足认识和追求真理的需要而产生的。如在科学研究中发现新线索、取得新成果，学习有了进步以及多次试验失败后获得成功等，这些都是理智感。理智感对推动学习科学知识，探索科学奥秘有积极作用。

(3) 美感　美感是按照个人的审美标准对客观事物、文学艺术作品以及社会生活进行评价产生的情感体验。美感包括自然美感、社会美感和艺术美感。雄伟壮丽的山脉、波涛汹涌的大海、蜿蜒的溪流、广袤的草原蕴含自然美感；高尚的品格、优雅的举止、礼貌的行为是社会美感；扣人心弦的小说、激动人心的乐曲、巧夺天工的雕塑属于艺术美感。美感体验与个人的审美能力和知识经验有关。

(二) 情绪的生理机制

1. 情绪的内脏反应　实验证明，一切情绪变化都会导致机体的生理反应，引起内脏、血管、皮肤等变化。如在愤怒、紧张、恐惧时，交感神经兴奋，心跳加快、呼吸加深加快、血压升高。当心情愉快时，表现为副交感神经活动亢进的现象，消化液分泌增加，胃肠运动加强。

2. 情绪的中枢机制　美国的心理学家坎农（Cannon W. B.）于20世纪30年代提出情绪丘脑理论。外界刺激作用于感觉器官，引起神经冲动，经感觉神经传至丘脑，丘脑所产生的神经冲动向上传至大脑，引起情绪的主观体验。这一理论忽视了外因变化的意义和大脑皮层对情绪发生的作用。

(三) 情绪对身心健康的影响

医学研究发现，当人处于愉快、欣喜等正性情绪时，机体的免疫力提高，有益于人们的健康。而当人长期处于忧愁、焦虑、抑郁等负性情绪时，机体的免疫力下降。长期处于恶劣的情绪下，会妨碍个体的正常心理活动，导致社会功能下降，影响工作、学习和社会交往。高血压、消化性溃疡、某些恶性肿瘤等疾病与人的情绪有关，属于心身疾病。

不良的情绪不但影响个人的生活质量，还破坏周围人的好心情，导致人际关系紧张或恶化。对于正在成长中的孩子，如果生活在这种环境中，还会影响孩子的身心健康，甚至导致其行为障碍。

三、情绪调节及其策略

(一) 情绪调节

情绪调节是个体管理、调整、整合、改变自己或他人情绪的过程。在这个过程中，通过一定行为策略和机制，使情绪在主观感受、生理反应等方面发生一定的变化。

（二）情绪调节策略

通过开放式问卷、个体访谈、座谈等方式，研究者归纳出以下四种情绪调节策略。

1. 合理宣泄不良情绪　通过写日记、听音乐、唱歌、旅游、找朋友聊天、体育锻炼等方式宣泄不良情绪，也可以在无人的地方大声喊叫或大哭一场来解除自己的压抑情绪。

2. 转移注意力　通过转移注意力的方法来切断不良情绪的发展，利用自己的优势和兴趣爱好，把不良情绪转移到现实行为中去，以弱化恶劣的情绪。切记不要把心中的烦恼和怨气发泄到周围人身上尤其是亲人身上，或采取一些不良的嗜好进行错误的应对，如抽烟、酗酒或者吸食毒品等。

3. 升华　将自己的行为和欲望导向有利于社会和个人的、比较崇高的方向，这就是升华作用。在别人升职加薪、取得成就时，与其妒忌痛苦而情绪不佳，不如冷静理智地面对，把着眼点放在自己的事业上，全心投入到学习工作之中，一方面可以淡化自己的坏情绪，另一方面对社会和个人都有利。

4. 提升幽默感　“笑一笑十年少，愁一愁白了头”，幽默感可以解除心病，维持心理平衡，对不良情绪起到调节作用，并可控制不良情绪的发生。如哲学家苏格拉底在与学生谈论学术问题时，其夫人突然跑进来，先是大骂，接着又往苏格拉底身上浇了一桶水。苏格拉底笑着说“我早知道，打雷之后，一定会下雨。”本来很难为情的场面，经此幽默就被化解了。

“快乐的情绪，健康的行为”是人类心身健康的基石，是事业成功的坚实基础。

第四节　意志过程

人在认识客观世界的同时，还会能动地改造世界，表现出人的意志。

一、意志的概念和特征

（一）意志的概念

人的认识活动都是有目的的，在达到目的过程中，往往会遇到一些困难，需要克服以实现目的。意志（will）是有意识地确定目的，调节和支配行为，并通过克服困难和挫折，实现预定目的的心理过程。受意志支配的行动叫意志行动。

（二）意志活动的特征

意志总是表现在个体的行动之中。人的意志行动有以下三个主要特征：

1. 明确的目的性　明确目的性是指人在行动之前有一定的计划，能清楚地意识到自己要做什么、准备怎么做，这与动物本能的、无意识的活动有本质的不同。但有时人的行动也缺乏目的性，如“梦游”是无目的、无意识活动，不属于意志活动。

2. 与克服困难相联系　意志活动是有目的的活动，在目的和现实之间总是有各种各样的障碍和困难需要克服，没有任何困难和障碍的活动不能算意志活动。在活动中克服困难的性质和程度，可以用来衡量一个人的意志是否坚强以及坚强的程度。

3. 以随意运动为基础　人的活动是由一系列动作或运动组合而成，这些运动可分为不随意运动和随意运动。非随意运动是指不以人的意志为转移的、自发的运动，如由自主神经支配的内脏活动和非条件反射活动。随意运动是以意识为中介的运动形式。人的意志活动是由一系列随意运动实现的。意志行动的目的性决定了意志行动必须是在人的主观意识控制下完成的，所以随意运动是意志行动的基础。工作中各种操作都是随意运动，它要求有一定目的和熟练程度，是意志行动的必要条件。

意志行动的这三个基本特征是相互联系、不能分割的。

二、意志的品质和培养

（一）意志的品质

人们在生活实践中所表现的意志特点是不同的，如目的的明确程度、克服困难的坚忍性等都有很大差异。良好的意志品质包括意志的果断性、坚忍性、自觉性和自制性等。

1. 意志的果断性　意志的果断性是指根据客观事实，经过深入地思考，做出准确判断，当机立断地采取决定的品质。这就要求善于观察，对机会特别敏感。有人遇到机会却认识不到；或者在机会面前犹犹豫豫而错过机会；或者在机会面前没有深入思考，轻易决定，鲁莽行事。这些都是与意志果断性品质相反的。意志的果断性体现出个体的学识、经验、勇气和应对能力。与意志果断性相反的特征是优柔寡断或不计后果的草率行动。

2. 意志的坚忍性　是指以顽强的毅力、百折不挠的精神克服困难，坚持不懈地努力实现目标的品质。有时目标远大，需要花费的时间长，付出的努力多，就需要坚忍的意志品质，抵制各种干扰，排除困难，执著地追求目标的实现。有时实现目标的条件不成熟，也需要坚持，坚忍性是成功者必备的意志品质。有些人遇到困难就退缩，做事虎头蛇尾，这些都是缺乏坚忍性的表现。与意志坚忍相反的特征是畏缩和软弱。

3. 意志的自觉性　是指对行动目的有深刻的认识，有明确的目的，能认识行动的意义，使自己的行动自觉服从活动的品质。有了自觉性的品质，就不会屈从于外界压力而随波逐流。缺乏自觉性做事就会容易受外界的人和事物影响，如随大流。与意志自觉性相反的特征是被动性和盲目性。

4. 意志的自制性　是指善于管理和控制自己的情绪和行为的品质。要想达到一定的目标，在精力有限的情况下，善于控制自己的情绪冲动并使自己按照预定的目的去行动，否则目标难以达到。有些人缺乏意志的自制性，上课时困了就睡觉；过两天就考试了，遇到打牌、看电影的邀请也不愿拒绝，这些都是缺乏自制性的表现。与自制性相反的特征是随意性和冲动性。

（二）意志品质的培养

一个人越具有良好的意志品质，其成功的可能性就越大。我国明代的李时珍用了27年的时间读万卷书、行万里路，著成举世闻名的《本草纲目》。如何培养良好的意志品质呢？意志的各种品质是密切联系、相互影响的，其中以自觉性为基础。

1. 树立远大的理想和切实可行的目标　远大的理想和明确的目标是培养坚强意志的前提。顽强的意志来自远大的理想，具有远大理想的人必定是不畏艰险、不辞艰辛、勇于奋发前进的人。另外，要以科学的态度来分析客观现实，确立正确的、有意义的、符合社会发展要求的目标，还要与现实的学习和工作结合起来，把理想转化到现实的生活中，使自己的行动建立在自觉性的基础上，意志才有发展的可能。

2. *讲究科学的方法，遵循渐进的规律* 培养意志还要讲究方法，遵循规律。俗话说“罗马不是一天建成的”。如果违背人身心发展规律，过分强制自己去做超过自己能力的事情，反而会使人身心疲惫，对意志的培养并无益处。所以，在培养意志时，应注意选择科学的方法，将目标按渐进式进行分解，分阶段有步骤地实施。一个目标完成了，对于个体是一种积极的反馈，增强其自信，从而更积极地完成下一个目标。这样，意志行为逐渐成为意志习惯，再慢慢强化为良好的意志品质。

3. *参加社会实践，坚持从小事做起* 意志品质是人们在长期的社会实践与生活中形成的较为稳定的心理品质，它在人们调动自身力量克服困难和挫折的实践中体现出来。但是，意志品质的培养并不局限于在挫折、困难和逆境中。有时取得成功后的坚持要比遭到失败时的顽强更难得、更重要。“富贵不能淫，贫贱不能移”是意志品质的完整体现。因此，要从小事做起，在日常生活小事中培养自己的意志品质。

4. *培养兴趣，从事喜欢的活动* 浓厚的兴趣能激发巨大的能量。如果所从事的活动不能使人感到充实和提起兴趣，就很难坚持。在条件许可的范围内，尽量尝试从事自己感兴趣的又符合社会要求的事业或活动。

5. *塑造健全的个性* 人的高级神经活动类型（气质）及其特点如反应性、兴奋性、平衡性等是意志品质的基础，可以针对个性中的弱点进行训练。如黏液质的人重视果断性训练，胆汁质的人加强自制力的训练。这样有的放矢，必将使意志品质更加完善。

现代社会里，意志品质在激烈的竞争中尤为重要。如果一个人自觉地确定合适的目标，果断地选择抓住机会，在困难面前百折不挠，最终会取得成功。从这个意义上，一切竞争都是意志力的较量。一个人在客观现实中不断培养自己的意志品质，就能获得更大的成功。

第五节 人 格

一、概述

认识、情绪和情感、意志是心理过程，每个人通过这些心理活动认识外界事物，体验着各种情感，支配着自己的活动。但是，每个人在进行这些心理活动的时候，都表现出与他人不同的特点。这些特点构成了个体与他人不同的心理特征——人格。

（一）人格的概念

人格（personality）也称个性，是一个人的整体的精神面貌，是比较稳定的、具有一定倾向性的各种心理特征的总和。人格包括个性心理倾向、个性心理特征和自我意识。

在日常生活中，人们从道德伦理的观点出发，对人进行评价时也常使用“人格”一词，如某人的人格高尚，某人的人格粗鄙等，这时的“人格”与心理学上的人格的概念是有区别的。

（二）人格的特性

1. 整体性　组成人格的各种心理特征相互联系、相互影响、相互制约，构成一个统一的整体，所以人格具有整体性。它虽然不能直接观察到，但却能从一个人的行为中体现出来。人格的整体性使人的内心世界、动机和行为之间保持和谐一致。

2. 稳定性　人格中的各种心理特征是稳定的，对人的行为影响始终如一，不受时间和地点限制，这就是人格的稳定性。所谓“江山易改，本性难移”，说的就是这个意思。但是人格的稳定性并不是说人格绝对不会发生变化，这种稳定是相对的。随着社会的发展和人的发育成熟，一个人的人格特点也会或多或少地发生变化。当发生了重大生活事件或在某些疾病的影响下，人格甚至会发生显著的改变。

3. 独特性　每个人的遗传素质不同，生长环境、经历也不相同，形成各自独特的心理特点，也就是人格的独特性。但是，生活在同一社会群体中的人，也会有一些相同的人格特征。所以，人格还有共同性的一面。人格的独特性和共同性的关系，就是共性和个性的关系，个性包含共性，共性通过个性表现出来。

4. 倾向性　人格在形成过程中，每时每刻都表现出个体对外界事物特有的动机，从而发展形成各自独特的行为方式和人格心理倾向。人格倾向性是个体对事物的选择性反应，对个人的行为具有导向作用。

5. 功能性　外界环境的刺激是通过人格的中介才起作用的，人格对个人行为有调节作用。因此，一个人的行为总会受人格的影响。比如，同样在挫折面前，怯懦的人会一蹶不振；坚强的人则会坚持到底。所以，人格能决定一个人的行为方式。

6. 生物属性和社会属性的统一　人格既有生物属性又有社会属性。人的生物属性决定了人格的生物属性，影响人格的形成和发展。但是，社会对个人角色的行为规范以及文化都对人格有一定的影响。

（三）人格的结构

人格心理结构是多层次、多侧面的，包括：完成某种心理活动所必备的心理条件，即能力；心理活动的动力特征，即气质；在生活中表现出来的对客观事物的态度以及习惯化的行为方式，即性格，这些都属于人格心理特征。人格还包括人格倾向性即需要和动机等，这是人格的动力和源泉，是人格中最活跃的部分。还有心理学家将自我意识也作为人格结构的一部分，自我意识包括自我认识、自我体验和自我调控。

二、人格倾向性

人格倾向性（individual）是人行为活动的动力，包括需要、动机、兴趣、理想、世界观。这些成分相互联系、相互制约、相互影响。

（一）需要

1. 需要的概念　人饿了要吃饭，渴了要喝水，累了就要休息。在社会中生存还要保持良好的人际关系，这些条件都是不能缺少的，缺少了就会使机体产生不平衡。机体的不平衡状态使人对缺少的东西产生欲望和要求，这种欲望和要求就是需要（need）。也就是说，需要是一种机体的不平衡状态，表现为机体对内外环境的渴求和欲望。

需要是不断发展的，不会总是停留在一个水平上。当前的需要得到满足，新的需要就会产生，人们又会为满足新的需要去努力。所以，人的一切活动都是为了满足需要而发生的，而需要永远不可能得到满足。一旦需要消失，生命亦将结束。正因为如此，需要也是推动机体活动的动力和源泉。

2. 需要的种类

（1）自然需要和社会需要　从需要产生的角度看，需要分为自然需要和社会需要。自然需要是与机体的生存和种族延续有关，由生理的不平衡引起的需要，又叫生理需要或生物需要。如对空气、食物、水、休息和排泄的需要等。人在社会活动中由社会需求而产生的高级需要，如交往、求知的需要就是社会需要。社会需要不是由人的生物本能决定，而是通过学习得来的，又叫获得性需要。人的社会需要由社会发展条件决定。

人和动物都有自然需要，但是从满足需要的方式来看，是有差别的。比如，人吃饭不仅是为了填饱肚子，还要讲究卫生，讲究营养。另外，人还能根据外部条件和行为的道德规范有意识地调节自己的需要，而动物不能。

（2）物质需要和精神需要　从满足需要的对象来看，需要分为物质需要和精神需要。物质需要是对社会物质产品的需要，如对生活用品、住所、工作条件等的需要。精神需要是对各种社会精神产品的需要，如读书看报、欣赏艺术作品、与人交往以及审美需要等。精神需要是人类特有的，并且物质需要和精神需要之间有着密切的关系。人对物质产品的要求不仅要满足人的生理需要，还要满足人的精神需要。比如人穿衣服不仅是为了保暖，还要能够体现自己的身份、品位。

3. 需要层次理论　心理学家对需要进行了长期的研究，关于需要理论有很多。比较有影响的是美国心理学家马斯洛（Maslow A. H.，1908—1970）提出来的需要层次理论。马斯洛认为，人的需要分为生理需要、安全的需要、爱和归宿的需要、尊重的需要和自我实现的需要五个层次（图 2－4）。

课堂互动

一位 28 岁男子因为汽油燃烧导致全身深度烧伤，采取暴露疗法、气管切开、留置导尿、清创手术等，目前处于急危重症抢救阶段，患者意识清楚。谈一谈他在休克期、感染期、康复期会有哪些需要？如何了解患者的需要？

（1）生理需要　生理需要是维持个体生存和种系发展的需要，如对食物、空气、水、性和休息的需要。在一切需要中，它是最基本、最原始的，也是最有力量的。如果这些需要得不到满足，人类的生存就成了问题。从这个意义上说，生理需要是推动人们行动的最强大的动力。只有这些最基本的需要满足到维持生存所必需的程度后，其他的需要才能成为新的激励因素。

（2）安全的需要　安全的需要是人对生命财产的安全、秩序、稳定的需要，是在生理需要得到满足的基础上产生的。这种需要得不到满足，人就会感到威胁和恐惧。这种需要表现在人都需要一个稳定的工作，有丰厚的收入，喜欢做自己熟悉的工作，喜欢生活在熟悉的、安全的、有秩序的环境。婴儿面对外部世界时，由于能力有限而无法应付不安定因素，他们对安全的需要表现得尤为强烈。

（3）爱和归属的需要　爱和归属的需要是在满足生理需要和安全需要的基础上产生的。爱的需要是指能与他人保持一定的交往和友谊，即爱别人、接受别人的爱，同时还应保持适度的自爱。归属的需要是指被某一群体接受或依附于某个团体或个人的需要。每个人都希望和他人接触，渴望加入某一个组织或团体，并在其中获得某一职位，也希望同他人建立起亲密、关怀的关系，如结交朋友、追求爱情的需要。爱的需要与性需要有关，但不等同，性是生理需要，而爱的需要是人与人之间彼此关心、尊重和信任。如果爱的需要得不到满足，人就会感到空虚和孤独。

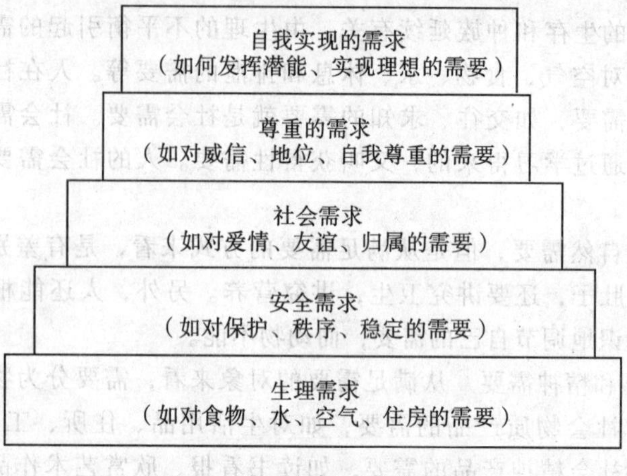

图2-4　马斯洛需要层次示意图

（4）尊重的需要　尊重的需要有两种类型，即来源别人的尊重和自我尊重。来源别人的尊重是基本的尊重，它以人的名誉、地位、社会名望或社会成就为基础，同时也包括别人如何评价自己、如何反映自己所有的特点。自我尊重则是指个人对力量、成就、自信、独立等方面的渴求。尊重的需要是一种较高层次的需要，尤其是自我尊重。满足自我尊重的需要会使人相信自己的力量和价值，使人在生活中更有力量，更富于创造性；反之，缺乏自尊会使人感到自卑，认为自己无能、缺乏价值，没有足够的信心去处理面临的问题。

（5）自我实现的需要　自我实现的需要是人类最高层次的需要，是指人希望最大限度发挥自己的能力或潜能，完成与自己能力相称的一切事情，实现自己理想的需要。但是不同的人，其自我实现需要的内容有明显的差异，科学家的科学研究、作家的创作甚至工人、司机尽善尽美完成好自己喜欢的、擅长的工作，都是为了把自己的潜能发挥到最高的境界，满足自我实现的需要。马斯洛提出，一个人的童年经验，特别是2岁以内的爱的教育特别重要，如果童年失去了安全、爱与尊重，将来很难成为自我实现的人。另外，只有少数人能够达到自我实现，大多数人一生只能在爱与归属的需要和自尊需要之间的某一个层次上度过一生。

以上需要的五个层次，是由低级到高级逐渐形成并逐级得以满足的。马斯洛认为，无论从种族发展还是个体发展的角度看，层次越低的需要，出现越早并且力量越强，因为它们的满足与否直接关系到个体的生存，因此也称为缺失性需要。如生理需要、安全需要。层次越高的需要出现得越晚，是在低层次的需要满足之后才出现的，是有助于个体的健康、发展的需要。如爱和归属的需要、尊重的需要和自我实现的需要。一个人可以有自我实现的愿望，但却不是每个人都能成为自我实现的人，能够达到自我实现的境界的人只是少数。

（二）动机

1. 动机的概念　动机（motivation）是激发个体朝向一定目标活动，并维持这种活动的一种内在的心理活动或内部动力。虽然动机不能进行直接观察，但可根据个体的外部行为表现推断出来。

动机是以需要为基础、在外界诱因刺激下产生的。当人感到缺乏某种东西时，如饿了、冷了、累了的时候，就会引起机体内部的不平衡状态，此时需要便转化为人行为活动的动机。这种由生理需要引起，推动个体为恢复机体内部平衡的唤醒状态叫内驱力。动机也可以由金钱、名誉、地位等外部因素引起，这种外部因素叫诱因。另外，积极的情绪会推动人去设法获得某种对象，消极的情绪会促使人远离某个对象，所以情绪也有动机的作用。

不同的动机可能导致同一行为，不同的行为活动可以由相同的或相似的动机引起。

2. 动机的作用　动机具有激活、指向、维持和调整的功能。

（1）激活功能　人的行动都是在动机的驱使下发生的，都是为了满足和实现某种愿望和欲望。因此，动机可以解除由需要未得到满足而产生的生理或心理上的压力或紧张，具有驱使机体采取某种行动的能量，即激活功能。

（2）指向功能　当机体处于不平衡状态时，从而激起活动的愿望，使人的行为受动机指引，朝着特定方向和预期目标进行，这就是动机的指向功能。动机的激活决定人是否接受信息，而指向功能决定人接受什么样的信息。当激活的需要不止一个时，人的行为就必须在这些目标之间进行选择。选择哪一个目标，取决于个人对每一个目标的期望强度。

（3）维持和调整功能　当行为产生后，人们是否坚持这种行为，同样受动机的支配和调节。当行为指向个体所追求的目标时，相应的动机便获得强化，活动就会持续下去；当活动背离个体所追求的目标时，动机得不到强化，就会使继续活动的积极性降低或者是活动停止。因此，动机的性质和强度可以影响与左右个体产生什么样的行为。

3. 动机的种类　人类的动机很复杂，分类也具有多样性。

（1）生理性动机和社会性动机　依据需要的种类分为生理性动机和社会性动机。由机体的生理需要产生的动机叫生理性动机，也叫内驱力，如吃饭、穿衣、休息等的动机。以人类的社会文化需要为基础而产生的动机属于社会性动机，如交往动机、成就动机、权利动机等。

（2）内在动机和外在动机　依据动机产生的原因分为内在动机和外在动机。由个体的内在需要引起的动机叫内在动机，在外部环境影响下产生的动机叫外在动机。因为学习的重要性而努力学习的动机是内在动机，为获得奖学金而努力学习的动机是外在动机。两种动机相互作用，在个体的行为活动中都发挥作用。当外在动机的作用大于内在动机的作用，个体的行为活动主要靠外部奖励的推动。此后，如果个体对外部奖励的水平不满意，结果毁掉的是个体活动的内在动机。

（3）有意识动机和无意识动机　依据能否意识到活动目的分为有意识动机和无意识动机。能意识到活动目的的动机叫有意识动机，没有意识到或者没有清楚地意识到的动机叫无意识动机。定势往往是无意识动机。所谓定势是指人的心理活动的准备状态，对人的知觉、记忆、思维、行为和态度都有一定的作用。思维习惯和生活中形成的经验都是定势产生的原因。

（三）兴趣

兴趣（interest）是认识某种事物或从事某种活动的心理倾向。兴趣使个体对某个事物持有稳定的、积极的态度，并伴有愉快的情绪，它以需要为基础，在社会实践中形成和发展起来的，能对人的活动产生推动力，从而促使个体为满足自身对客观事物的需要或实现自己的目标而积极努力。兴趣具有广度、深度、稳定性、持久性等品质。

（四）信念

信念（belief）是坚持某种观点、思想的正确性，并调节支配个体行为的个性倾向。个体经过深思熟虑，确信某种理论、观点或某项事业的正确性和必要性，对此深信不疑，并成为自己行为的动力时，信念就确立起来了。信念一旦确立就具有很大的稳定性，不会轻易改变。

（五）世界观

世界观（world view）是指人们对整个客观世界总的看法和态度，是人格倾向性的最高表现形式。世界观是在需要、动机、兴趣和信念的基础上通过社会活动逐渐形成的，它支配和决定了人的认识和言行。

三、人格心理特征

人格心理特征（individual mental characteristics）是指个体经常表现出来的本质的、稳定的心理特征，反映一个人的基本精神面貌和意识倾向，也体现了个体心理活动的独特性，主要包括能力、气质、性格。在人格中，能力反映活动的水平，气质反映活动的动力特点，性格决定活动的内容与方向。

（一）能力

1. 能力的概念　能力（ability）是顺利、有效地完成某种活动所必须具备的心理条件，是人格的一种心理特征。如完成音乐活动需要具备灵敏的听觉分辨能力、想象力、记忆力等心理条件，不具备这些条件就无法完成音乐活动；而从事美术活动需要具备视觉辨别能力、形象思维能力等条件。

2. 能力与智力　能力不同于智力。智力是从事任何一项活动都必须具备的、最基本的心理条件，即人认识事物并运用知识解决实际问题的能力，如观察力、记忆力、思维力、想象力等，缺乏这些，从事任何一项活动都有困难。

3. 能力与知识、技能　能力与知识、技能既有联系又有区别。知识是人类社会历史经验的总结和概括；技能是通过练习而获得和巩固下来，完成活动的动作系统。能力是掌握知识、技能的前提，没有能力，难于掌握相关的知识和技能。另外，能力还决定了掌握知识、技能的方向、速度和所能达到的水平。但是不能简单地用知识、技能当做标准，来衡量人能力高低。

4. 能力的分类

（1）一般能力和特殊能力　按能力的结构，可把能力分为一般能力和特殊能力。一般能力即是指完成各种活动都必须具有的最基本的心理条件，观察能力、记忆能力、想象能力、思维能力与实践活动能力都属于一般能力，与个体的认知活动有关。特殊能力是指从事某种特殊活动或专业活动所必需的能力，如音乐能力、绘画能力、体育能力等。一般能力与特殊能力也不是截然分开的，特殊能力是在一般能力的基础上发展起来的，而某一种一般能力在某一领域得到特别的发展，就可能发展为特殊能力。

（2）认知能力、操作能力和社会交往能力　按涉及领域，能力分为认知能力、操作能力和社会交往能力。认知能力是个体加工、储存信息的能力。人们依靠认知能力认识客观世界，获取知识。操作能力是指人们利用肢体完成各种活动的能力。通过认知能力积累的知识和经验，可以促进操作能力的形成和发展，而操作能力的发展，可以进一步提高人的认知能力。社会交往能力是指在人际交往中信息交流和沟通的能力。

（3）再造能力和创造能力　按创造程度可分为再造能力和创造能力。再造能力是指利用所积累的知识、技能，按现成的模式进行活动的能力。在学习活动中的认知、记忆、操作多属于再造能力。创造能力是指在活动中产生独特的、新颖的、有社会价值的想法、产品等的能力。再造能力和创造能力是相互渗透、相互联系的。再造能力是创造能力的基础，任何创造活动都不可能凭空产生。

5. 能力的差异　能力的差异是客观存在的事实，有能力类型的差异、能力发展早晚的差异、能力发展水平的差异及能力的性别差异。

（1）能力类型的差异　不同的人在不同的能力方面所表现出来的差异是很大的，这包括感知觉能力、想象力等一般能力以及特殊能力方面的差异。例如，有的人擅长音乐，有的人擅长绘画；有的人记忆力强，有的人想象力强。能力类型的差异只说明能力发展的倾向性不同，不代表能力的大小。

（2）能力发展早晚的差异　个体的能力从出生到成年是一个不断获得和发展的过程，是在活动中逐渐表现出来的，但在表现的早晚上也存在个体差异。有的人年纪轻轻却天资聪颖，吟诗作画，记忆力超强，即所谓的“少年才俊”。有的人生活道路比较坎坷、经过长期的准备和积累，在中年以后才事业有成，即所谓的“大器晚成”。

（3）能力发展水平的差异　各种能力在发展水平上都有差异。心理学家用智力商数（intelligence，IQ）表示智力水平。研究发现，人类的智商分布呈常态分布，智力超常和低常者占少数，智力正常者占多数。

（4）能力的性别差异　心理学家采用智力测验的方法，对男女两性智力差异进行了大量的研究。大规模研究的结果表明，不论是团体测验还是个别测验，男女平均智商没有什么差别，但是男女两性在智力的各因素方面表现出不同的优势，女性在语言表达、短时记忆方面优于男性，而男性在空间知觉、分析综合能力、数学能力方面优于女性。

6. 影响能力发展的因素

（1）遗传因素　遗传因素也就是天赋，是能力发展的前提和基础。先天的盲人无法成为画家，先天的聋人无法成为音乐家。关于遗传因素对能力发展影响的研究，比较有影响的是英国学者高尔顿（Galton，1822—1911）。高尔顿采用谱系调查研究，他选择了977位名人，考察他们的谱系，再与普通人家进行比较。结果发现，名人组中，父辈是名人的子辈中名人也多；普通组中，父辈没有名人，子辈中只有一个名人。由此他得出结论，遗传是能力发展的决定因素。但是高尔顿的研究没有排除环境因素的影响，是不严谨的。他的研究，只能说明遗传因素对能力发展有影响，还不能说明遗传因素是能力发展的决定因素。

（2）环境因素　能力发展的环境因素包括家庭环境以及所处的社会环境。在家庭中，母亲对孩子科学的哺育和爱抚，家庭成员尤其是母亲与孩子的交往，适宜的玩具等对儿童的能力发展都有重要的影响。社会的发展对儿童能力的发展也有重要影响，脱离人类社会，在动物的哺养下长大的孩子，即使回到人类社会，其智力发展也难以达到正常人的水平。

（3）教育因素　学校通过有计划、有组织的教育活动，不仅可以让儿童掌握知识和技能，而且还使儿童的能力得到全面的发展。

总之，能力受遗传、环境和教育等因素的影响。遗传决定了能力发展可能的范围或限度，环境和教育则决定了在遗传决定的范围内能力发展的具体程度。遗传潜势较好的人，能力发展可塑的范围大，环境和教育的影响也大。

（二）气质

1. 气质的概念　气质（temperament）是心理活动表现在强度、速度、稳定性和灵活性等动力性质方面的心理特征。相当于我们日常生活中所说的脾气、秉性或性情。

2. 体液学说　按气质特征的不同组合，可把人的气质分作几种不同的类型。希波克拉底（Hippocrates，约公元前460—前377）最早划分气质类型并提出气质类型的体液学说。希波克拉底提出，人体有四种体液，即血液、黏液、黄胆汁和黑胆汁；每一种液体和一种气质类型相对应，血液相对于多血质，黏液相对于黏液质，黄胆汁相对于胆汁质，黑胆汁相对于抑郁质。一个人身上哪种体液占的比例较大，他就具有和这种体液相对应的气质类型。现代医学证明，希波克拉底的学说虽然缺乏科学依据，但是他所划分的四种气质类型比较切合实际，所以至今仍然沿用他提出的名称。

3. 高级神经活动类型学说　巴甫洛夫（Pavlov，1849—1936）运用动物条件反射实验的方法，建立了高级神经活动学说。后来的大量实验证明，巴甫洛夫的高级神经活动学说也适用于人。这一学说较好地解释了气质的生理基础，得到广泛的认同。巴甫洛夫的高级神经活动学说认为，高级的神经活动有兴奋和抑制两个基本过程，而兴奋和抑制又有强度、平衡性和灵活性三个基本特性。两种基本过程与三个基本特性之间的不同组合，构成了高级神经活动的不同类型。巴甫洛夫根据大量的实验确定，高级神经活动存在四种基本类型，即兴奋型、活泼型、安静型和抑制型。巴甫洛夫的高级神经活动类型和希波克拉底的气质类型学说之间有对应的关系，兴奋型、活泼型、安静型和抑制型分别对应胆汁质、多血质、黏液质和抑郁质（表2-2）。

4. 气质的稳定性与可塑性　人的气质类型与高级神经活动类型关系十分密切。一个人的气质类型在其一生中都是比较稳定的，但也不是一成不变的，还受环境和教育的影响。人通过后天的磨炼或职业训练，可不同程度地改变原有的气质特征。

5. 气质评价的意义　每一种气质类型都有其积极的方面，也有其消极的方面。不能说哪一种气质类型好或不好，气质是没有好坏之分的。如多血质的人活泼敏捷但难以全神贯注；胆汁质的人精力旺盛但脾气暴躁；黏液质的人认真踏实但缺乏激情；抑郁质的人敏锐但多疑多虑。重要的是，我们要发扬气质的积极方面，努力克服其消极方面。

6. 气质类型对工作的影响　气质不能决定一个人的成就高低，但是不同的工作对人的要求是不同的。有的气质类型适合于这一类工作，有的气质类型适合于另一类工作。因此，在人事选拔或者职业选择时，要考虑气质类型与工作是否相匹配。如果一个人的气质类型与所从事的工作相匹配，就会感到工作得心应手；如果气质类型与工作不相匹配，就会影响对工作的兴趣和热情，进而影响工作的效率和成就。比如，多血质的人适宜做环境多变、交往繁多的工作；而黏液质的人适宜做细致持久的工作。

表2-2 气质类型与高级神经活动类型的关系

气质类型	高级神经活动类型	行为特点
胆汁质	兴奋型（强、不平衡型）	情绪体验强烈，爆发迅猛，平息快速，思维灵活但粗枝大叶，精力旺盛，争强好斗，勇敢果断，为人热情直率、朴实真诚，表里如一，行动敏捷，生气勃勃，刚毅顽强；但这种人遇事经常欠思量，鲁莽冒失，易感情用事，刚愎自用
多血质	活泼型（强、平衡、灵活型）	感情丰富，外露但不稳定，思维敏捷但不求甚解，活泼好动、热情大方，善于交往但交情浅薄，行动敏捷，适应力强；他们的弱点是缺乏耐心和毅力，稳定性差，见异思迁
黏液质	安静型（强、平衡、不灵活型）	情绪平稳、表情平淡，思维灵活性略差但考虑问题细致而周到，安静稳重、踏踏实实、沉默寡言、喜欢沉思，自制力强、耐受力比较高，内刚外柔，交往适度，交情深厚；但这种人的行为主动性较差，缺乏生气，行动迟缓
抑郁质	抑制型（弱型）	情绪体验深刻、细腻持久，情绪抑郁、多愁善感，思维敏锐、想象丰富，不善交际、孤僻离群，踏实稳重、自制力强；但他们的行为举止缓慢，软弱胆小，优柔寡断

7. 气质类型与健康　由于不同气质类型的人情绪兴奋性的强度不同，适应环境的能力也不同。一般来说，气质类型极端的人，情绪兴奋性太强或太弱，适应能力就比较差，进而会影响到身体的健康。因此，应尽量避免情绪的大起大落。

（三）性格

1. 性格的概念　性格（character）是指一个人在对客观现实的稳定态度和习惯化了的行为方式中表现出来的人格特征。性格是人格的核心，是个人在活动中与特定的社会环境相互作用的产物，了解个人的性格特征对其行为预测具有重要意义。性格不仅表现一个人做什么，而且表现他怎样做，是人与人相互区别的主要心理特征，最能反映个体的本质属性。

2. 性格的特征

（1）态度特征　态度特征主要表现在三个方面：一是对社会、集体、他人，如热情诚实、冷淡虚伪；二是对学习和工作，如勤奋或懒惰；三是对自己，如谦虚或骄傲。

（2）意志特征　性格的意志特征是指个体在调节自己的心理活动时表现出的心理特征，包括自觉性、坚定性、果断性、自制力等。自觉性是指在行动之前有明确的目的，事先确定了行动的步骤、方法，并且在行动的过程中能克服困难，始终如一地执行。与自觉性相反的是盲从或独断专行。坚定性是指能采取一定的方法克服困难，以实现自己的目标。与坚定性相反的是执拗性和动摇性，前者不会采取有效的方法，一味我行我素；后者则是轻易改变或放弃自己的计划。果断性是指善于在复杂的情境中辨别是非，迅速作出正确的决定。与果断性相反的是优柔寡断或武断、冒失。自制力是指善于控制自己的行为和情绪，与自制力相反的是任性。

(3) 理智特征　是指人在感觉、知觉、记忆、思维和想象等认知方面的性格特征。例如，在感知方面，有主动观察型和被动观察型，有分析型和综合型；在想象方面，有主动想象和被动想象，有广泛想象与狭隘想象；在记忆方面，有善于形象记忆与善于抽象记忆之分；在思维方面，有深刻与肤浅之分等。

(4) 情绪特征　人的情绪状态能够影响其行为方式。当情绪对人的活动和行为方式的影响或人对情绪的控制，具有某种稳定的、经常表现的特点时，这些特点就构成性格的情绪特征。它主要表现在情绪的强度、稳定性、情绪对人的行为活动的支配程度及情绪受意志控制的程度等方面。如有人情绪强烈，不易于控制；有人情绪微弱，易于控制。有的人情绪持续时间长，对工作学习的影响大；有的人则情绪持续时间短，对工作学习的影响小。有的人经常情绪饱满，有的人则经常郁郁寡欢。

当这四方面的特征体现在某一具体的个人身上时，就形成了这个人特有的性格特征。一个人的行为总是受其性格特征的制约。

3. 性格与能力、气质的关系

(1) 性格与能力　性格和能力是个性心理特征的不同侧面。能力是决定活动能否进行的因素，而活动指向何方，采取什么态度，怎么进行则由性格决定。性格和能力是相互影响的，良好性格的形成需要以一定能力为基础。一般来说，能力强的人容易形成自信的性格，能力弱的人容易形成自卑的性格。优良的性格还能补偿某种能力的缺陷，如“笨鸟先飞早入林”。但不良的性格特征会妨碍能力的发展。

(2) 性格与气质　现实生活中，人们经常把二者混淆起来，因为它们既有区别又有联系：①性格与气质的区别：气质是人在情绪和行为活动中表现出来的动力特征（即强度、速度等），无好坏之分；性格是指行为的内容，表现为个体与社会环境的关系，在社会评价上有好坏之分。气质更多地受个体高级神经活动类型的制约，主要是先天的，可塑性极小；性格更多地受社会生活条件的制约，主要是后天的，可塑性较大，环境对性格的塑造作用较为明显。②性格与气质的联系：相同气质类型的人性格特征可能不同；性格特征相似的人气质类型也可能不同。其一，气质可按自己的动力方式渲染性格，使性格具有独特的色彩。例如，同是勤劳的性格特征，多血质的人表现出精神饱满、精力充沛；黏液质的人会表现出踏实肯干、认真仔细；同是友善的性格特征，胆汁质的人表现为热情豪爽，抑郁质的人表现出温柔。其二，气质会影响性格形成与发展的速度。当某种气质与性格有较大的一致性时，就有助于性格的形成与发展，相反会有碍于性格的形成与发展。如胆汁质的人容易形成勇敢、果断、主动性的性格特征，而黏液质的人就较困难。其三，性格对气质有重要的调节作用，在一定程度上可掩盖和改造气质，使气质服从于生活实践的要求。如飞行员必须具有冷静沉着、机智勇敢等性格特征，在严格的军事训练中，这些性格的形成就会掩盖或改造胆汁质者易冲动、急躁的气质特征。

四、自我意识

（一）自我意识的概念

个体对自己作为客体存在的各个方面的意识，称为自我意识（self - consciousness）。如“我是一个乐观的人”，“我觉得自己无法按时完成任务”，“我能与他人和睦相处”等，这些对自己的感知觉、情感、意志等心理活动的意识、对自己与客观世界关系的意识以及对自身机体状态的意识，都属于自我意识。自我意识可协调自己的内心世界及内部与外部世界。

（二）自我意识的组成

自我意识由自我认识、自我体验、自我控制三部分组成。

1. 自我认识（perception of self） 自我认识是对自己心理活动和行为的洞察和理解，是对自己内心活动和行为控制调节的基础。自我认识包括自我观察（self - observation）和自我评价（self - evaluation）。

自我观察是指自己对自己的感知、所思所想以及意向等内部感觉的察觉，并对所观察的情况作初步分析、归纳。

自我评价是指一个人对自己的想法、品德、行为及个性特征的判断与评估。正确的自我评价有利于个体健康发展。过高或者过低的自我评价，会导致个体的人际关系适应不良。

2. 自我体验（self - experience） 自我体验是指自我意识在情感上的表现。包括自尊、自信、自爱、自卑、自怜等。自尊是以自我评价为基础，自尊影响自我体验、自我调节以及个性的发展。

3. 自我控制（self - control） 自我控制是自我意识在意志行动上的表现。从行动过程看，自我控制系统包括四个环节：第一，主体意识到社会要求，并力求使自己的行动符合社会准则，从而激发自我控制动机；第二，从知识库中检索与认识、改造客观现实及自己主观世界有关的知识，同时正确地评价自己运用这些知识的可能性；第三，制定完善和提高自己的行动计划；第四，在行动中运用自我分析、自我激励、自我监督、自我命令等激励手段，使动机激发和行动准备在执行中反复进行调整，达到对自己的心理和行为的控制，最终实现自我意识的调节作用。

综合测试

一、A1 型题

1. 按照刺激的来源可把感觉分为

A. 视觉和听觉　　B. 外部感觉和内部感觉

C. 视觉、听觉、嗅觉、味觉和皮肤感觉　　D. 运动觉、平衡觉和机体觉

E. 空间觉、大小觉和方位觉

2. 内脏感觉不包括

A. 饥饿、饱胀、疲劳　　B. 平衡觉、运动觉

C. 饥饿、触压、振动　　D. 饱胀、渴、窒息、疲劳
E. 便意、振动、疼痛

3. 表象具有的特点
A. 直观形象性、片段不稳定性和可操作性
B. 抽象性、概括性和稳定性
C. 直观性、概括性和片段性
D. 直观形象性、片段不稳定性、可操作性和概括性
E. 概括性、稳定性、操作性和间接性

4. 情绪变化的外部表现模式
A. 激情　B. 表征　C. 应激　D. 表情　E. 态度

5. 情绪和情感变化的维度包括
A. 动力性、激动度、强度和紧张度
B. 积极性、消极性、强和弱的程度
C. 增力性、减力性、饱和度和外显度
D. 兴奋性、激动性、外显度和内隐度
E. 兴奋性、激动性、强度和紧张度

6. 情感可分为
A. 道德感、理智感和美感　　B. 心境、激情、应激
C. 快乐、愤怒、悲哀和恐惧　　D. 基本情绪和复合情绪
E. 道德感、理智感和基本情绪

7. 心理现象分为
A. 心理过程和人格　　B. 知、情、意和能力、气质、性格
C. 知、情、意　　D. 心理过程和个性心理特征
E. 心理过程和人格心理倾向

8. 巴甫洛夫认为，神经活动的基本过程是
A. 无条件反射　　B. 条件反射
C. 兴奋和抑制　　D. 静息和活动
E. 平衡与干扰

9. 顺利有效地完成某种活动所必须具备的心理条件
A. 意志　B. 情感　C. 能力　D. 智力　E. 知觉

10. 注意是一种
A. 心理状态　B. 心理过程　C. 认识过程　D. 意志过程
E. 需要特征

二、名词解释

1. 感觉　2. 知觉　3. 记忆　4. 思维　5. 情绪　6. 人格　7. 需要　8. 动机
9. 能力　10. 性格

三、填空题

1. 认知是指人认识世界的过程，包括________、________、________和________等。

2. 知觉有________、________、________和________四个特性。

3. 根据记忆的内容，记忆可分为________、________、________、________和________。

4. 意志的品质有________、________、________和________。

5. 性格的特征有________、________、________和________。

第三章 心理社会因素与健康

（崔巧玲）

[学习目标]

[illegible]

熟悉：[illegible]心理社会因素及其在健康与疾病中的作用

了解：[illegible]

第一节 心理健康概述

[illegible]

一、健康与心理健康

（一）健康的概念

[illegible]（WHO）[illegible] 1989 年 WHO [illegible]

[illegible]

（二）心理健康的标准

[illegible]

1. 智力正常 [illegible]

2. 情绪良好 [illegible]

3. 人际关系和谐 [illegible]

第三章　心理社会因素与健康

【学习目标】

掌握：健康、心理挫折、应激、应对方式和心身疾病的概念，应激的应对。

熟悉：常见的心理社会因素及其在健康与疾病中的作用。

了解：心理挫折的原因及其影响因素；常见的心理防御机制；常见的心身疾病。

第一节　心理健康概述

随着医学模式的转变，人们的健康观念已发生改变，由过去的“没有疾病就是健康”转变为“健康是生理、心理、社会功能和道德方面都保持良好状态”。人类的健康不仅受生物因素影响，而且还与心理社会因素密切相关。护理工作者应了解心理社会因素与健康的关系，从而为服务对象提供更全面的护理服务。

一、健康与心理健康

（一）健康的概念

健康是一个不断发展着的概念。在传统的生物医学模式中，健康就是没有临床症状，以客观测量方法找不到身体某部分呈现病态的证据。随着人类对疾病和健康认识水平的不断提高，健康的内涵更为丰富。世界卫生组织（WHO）在成立时的宪章中曾明确指出：健康不仅仅是没有疾病，而且是身体上、心理上和社会上的完好状态或完全安宁。1989 年 WHO 所下最新健康定义为：生理、心理、社会适应和道德品质的良好状态。此即较全面、科学、完整、系统的健康定义。

心理健康到目前为止仍没有一个全面而确定的定义。一般认为心理健康就是指各类心理活动正常、关系协调、内容与现实一致和人格处在相对稳定的状态。

（二）心理健康的标准

心理是否健康的界限是相对的，并没有绝对的分界线。因此用来判断心理健康的标准也各不相同。总的来说心理健康一般有如下标准：

1. 智力正常　智力指人的观察力、注意力、思维力、想象力和实践活动能力的综合水平。智力正常是心理健康的基本条件。

2. 情绪良好　能经常保持愉快、开朗、自信、满足的心情，善于从生活中寻找乐趣，对生活充满希望。同时，善于协调与控制自己的情绪，使自己的情绪保持相对稳定。情绪健康是心理健康的重要指标。

3. 人际关系和谐　良好的人际关系可以消除孤独感，获得安全感和自信心。心理健康者能用尊重、信任、友爱、宽容的积极态度与他人相处，往往既具有广泛而稳定的人际关系，又有关系和睦的家庭。在交往中有自知之明，不卑不亢，能客观评价别人，取人之长，补己之短，乐于助人，能有效地处理与周围现实世界的关系，能对社会现状有比较客观的认识等。

4. 适应环境　有积极的处世态度，与社会广泛接触，对社会现状有比较清晰、正确的认识，具有顺应社会改革变化的能力。

5. 人格完整　心理健康最终目标是培养健全的人格，即人格结构的各要素完整统一，有正确的自我意识和积极进取的信念、人生观作为人格的核心，有相对完整的心理特征等。

心理健康是一个动态、开放的过程，心理健康的人在特别恶劣的环境中，可能也会出现某些失常的行为，判断一个人心理是否健康，应从整体上根据经常性的行为方式作综合性的评估。

二、心理社会因素与健康

（一）心理因素

心理因素指影响人类健康和疾病过程的认知、情绪、人格特征、价值观念以及行为方式等，在人类健康和疾病的相互转化过程中具有重要作用。

1. 认知能力　个体认知能力不足、歪曲或认知障碍均可使个体对外界刺激不能作出现实的评价和合理的决定，从而难以采取有效的处理手段，使受挫机会增加，导致其健康状况恶化。

2. 情绪状态　愉快、平稳而持久的积极情绪可使人的大脑及整个神经系统处于良好活动状态，有利于潜能发挥，活动效率倍增，同时也有利其保持身体各器官系统功能正常，使之身心和谐，促进身心健康。反之，消极的情绪可对人的身心产生不利影响，损害人的身心健康。如愤怒、焦虑、恐慌等负性情绪易造成机体心血管功能紊乱，而产生高血压、冠心病。

3. 人格特征　人格特征对人的身心健康影响亦很大。研究结果表明，一些心身疾病具有其独特的人格特征。与人的健康关系密切的人格类型包括以下几种。

（1）A型性格　指个体具有争强好胜、攻击性强、急躁易怒，常感时间紧迫，醉心于工作，时时感到有压力以及急于求成一组行为特征。1959年，美国学者弗里德曼（Friedman）和罗森曼（Rosenman）发现具有A型性格特征的成年男性冠心病发病率高。

（2）B型性格　表现为安于现状、缺乏主见、心境平和、随遇而安、不争强好胜、做事不慌不忙，其冠心病发病率显著低于A型性格者。

（3）C型性格　被称作“忍气吞声型”，个体往往过度克制自己，压抑自己的悲伤、愤怒、苦闷等情绪，不易发泄。其主要特点包括：①过分压抑自己的负性情绪。②行为退缩，如屈从于权势、过分自我克制、回避矛盾、姑息迁就、忍耐、谦让、宽容、依顺、合作性强、为取悦他人或怕得罪人而放弃自己的需要等。③易出现无助、无望的心理状态，因经常无力应付生活压力而感到绝望和孤立无援。具有此性格者癌症发生率是正常人的3倍以上，故医学专家以英文cancer（癌）的第一个字母“c”为这种性格命名。

(4) D型性格，即“孤僻型”，往往沉默寡言、消极忧伤，易患心脏病和肿瘤。

综上所述，人格特点与个体的健康状况、疾病联系密切，它既可作为疾病的发生基础，又可改变疾病的发展进程。

(二) 社会因素

社会因素指与人类健康有关的社会环境中的各种事件，包括社会政治、经济、工作生活状况、医疗条件等。

1. *社会环境本身的动荡和变迁* 如政治动荡、战争、经济变革、医疗制度改革等事件，均将涉及社会的每个成员。

2. *生活事件*（life events） 个人生活中可对个体健康产生很大影响的事件、情境、变故等均称为生活事件。

(1) 生活事件与健康的关系 生活事件有正性生活事件（positive events）和负性生活事件（negative events）之分。凡个人认为对自己的身心健康具有积极作用的愉快事件称为正性生活事件，如受奖、结婚等；凡个人认为对自己产生消极作用的不愉快事件称为负性生活事件，如患病、下岗等。即使是正性生活事件，也可以成为应激源，引起个体的应激反应。

生活中的变化可以避免单调乏味，促进人们采取行动适应环境，但如果生活变动过快、过大、过久，就会造成适应困难，引起严重的应激反应，甚至损害健康。

(2) 生活事件的量化研究 1967年美国华盛顿大学医院精神病学家霍尔姆斯（Holmes）和雷赫（Rahe）通过对5000多人进行社会调查，把人类社会生活中遭受到的生活危机（life crisis）归纳并划分等级，编制了社会再适应评定量表（表3-1）。该表列出了43种生活变化事件，并以生活变化单位（life change units，LCU）为指标加以评分。

霍尔姆斯等发现，若一年LCU不超过150，来年可能是平安；LCU为150~300，则有50%的可能性来年患病；LCU超过300，来年患病的可能性达70%。社会再适应评定量表对各种应激源进行量化处理，为心理、社会因素与疾病关系的研究提供了客观的资料依据。但是，社会再适应评定量表不能反映个体差异，没有考虑个体的认知评价和应对方式对应激的影响；也不能反映由于缺少变化（如孤独、寂寞）而导致的应激，对应激为什么既能致病又能锻炼人不能做出很好的解释。因此，这一评定量表尚需进一步完善。

表3-1 社会再适应评定量表

变化事件	LCU	变化事件	LCU
1. 配偶死亡	100	7. 结婚	50
2. 离婚	73	8. 被解雇	47
3. 夫妇分居	65	9. 复婚	45
4. 坐牢	63	10. 退休	45
5. 亲密家庭成员丧亡	63	11. 家庭成员健康变化	44
6. 个人受伤或患病	53	12. 妊娠	40

续表

变化事件	LCU	变化事件	LCU
13. 性功能障碍	39	29. 个人习惯的改变（如衣着、习俗交际等）	24
14. 增加新的家庭成员（如出生、过继、老人迁入）	39	30. 与上级矛盾	23
15. 业务上的再调整	39	31. 工作时间或条件的变化	20
16. 经济状态的变化	38	32. 迁居	20
17. 好友丧亡	37	33. 转学	20
18. 改行	36	34. 消遣娱乐的变化	19
19. 夫妻多次吵架	35	35. 宗教活动的变化（远多于或少于正常）	19
20. 中等负债	31	36. 社会活动的变化	18
21. 取消赎回抵押品	30	37. 少量负债	17
22. 所担负工作责任方面的变化	29	38. 睡眠习惯变异	16
23. 子女离家	29	39. 生活在一起的家庭人数变化	15
24. 姻亲纠纷	29	40. 饮食习惯变异	15
25. 个人取得显著成就	28	41. 休假	13
26. 配偶参加或停止工作	26	42. 圣诞节	12
27. 入学或毕业	26	43. 微小的违法行为（如违章穿马路）	11
28. 生活条件变化	25		

3. 社会支持　指人们从自己的社会关系网络中获得的来自社会或他人的各种帮助。个体获得社会支持的渠道主要有两个：①正式的制度化社会支持，包括由国家政策法规所体现的国家支持、具体实施国家政策法规的单位的支持以及来自于其他社区组织、民间组织的支持；②非正式的社会支持，包括来自家庭、亲戚、朋友、同事（同学）、老师等的支持。良好的社会支持有利于个体的身心健康。

4. 文化因素　每个社会成员都在一定的社会文化环境中生活，面对众多社会文化因素，要求每个成员做出应对和选择，适应者保持健康，反之有碍健康。主要文化因素包括：①社会道德规范、行为准则；②社会的不同观念如不同的价值观、代沟现象等；③改变语言环境；④异地的风俗习惯、生活习惯，如贫困地区人口进入沿海发达城市务工、出国留学生随其生活环境的转移；⑤不同的宗教信仰。

三、心理健康教育

（一）心理健康教育的含义

现代医学模式强调的健康包括心理与身体健康两方面。心理健康与身体健康具有同等重要的地位。也就是说，人们不仅要注意饮食卫生、环境卫生及生理卫生以保证身体健康，也必须注重心理健康，这样才能使人们有效地从事工作、学习和健康的生活，因此心理健康教育也越来越普遍。心理健康教育泛指向服务对象提供的所有旨在解决心理问题、提高心理健康水平的知识和服务。有的学者强调它是一种助人活动，有的强调它是一种育人活动，也有人认为它是一种诊疗活动。对心理健康教育的不同理解说明它是一个有着丰富内涵的概念。总的来说，其内涵体现在它是一种育人活动，促进人格的健全发展，多学科的教育技术，不断拓宽的工作领域。从护理工作角度来讲，心理健康教育就是护理工作者针对护理对象的生理、心理、文化和社会适应能力而进行的一种健康教育，其作用就是使服务对象保持或促进心理与行为的健康。

（二）心理健康教育的主要方法

维护心理健康方法很多，其总的指导思想是：立足保健，强化预防，发掘个体自身的潜能资源，提高自身免疫力，自己解决自己的问题，主动调适自己的健康心态。

1. 树立正确的世界观、人生观与价值观　有了正确的世界观、人生观和价值观，个体就能对社会、对人生、对世界上的事物有正确的认识和了解，就能采取适当的态度和行为反应，同时也能提高对心理冲突和挫折的耐受能力，从而防止心理障碍的发生。

2. 不要对自己过分苛求　能力是由先天遗传因素和后天环境共同决定的。虽然大多数人的能力基本类同，但是应该客观认识到，每个人的能力都有一定的限度，都具有优势和劣势两个方面。应对自己的能力作出客观的评价，并依次付诸于社会实践。如果仅凭良好的愿望和热情，盲目地制定宏伟目标，结果往往是目标落空，使个人心理上蒙受打击，产生挫折体验，给自信和心境造成不良影响，而且还会影响到今后的发展。

3. 学会自我调控情绪　稳定而良好的情绪状态，使人的心情开朗、轻松、安全、精力充沛、对生活充满乐趣与信心，对身体状态的自我感受是良好的、舒适的。相反，如果一个人情绪波动、患得患失、喜怒无常，处在不良的情绪状态中，而自己又不会调节控制，就会导致心理失衡和心理危机，甚至发生精神疾病。

4. 寻求社会支持　生活中，个体难免遭受挫折，此时应找机会与亲友倾诉，使不良情绪得以发泄，压抑心境得到缓解或减轻，失去平衡的心理也可以恢复正常，并且在倾诉的过程中，还会获得更多的情感支持和理解，获得认识和解决问题的新思路，增强克服困难的信心。

5. 学会自我娱乐　注意培养和发展自己的业余爱好，进行多方面的自我娱乐活动，就可以在其寂寞孤独、烦闷和抑郁时，使身心获得有益的休整和放松。积极开展自我娱乐活动，就能振奋精神，祛除烦恼，保持愉快的心境。

6. 积极参加各项活动，扩大人际交往　人作为社会的一员，必须生活在社会群体当中。通过社会性交往活动，能与群体中其他成员进行交往和联系，特别是与志趣相投的朋友在一起，进行思想的沟通和情感的交流，就能从中得到启发、支持和帮助。更重要的是，能使人感受到充足的社会安全、信任和激励，从而大大地增强生活、学习和工作的信心和力量，最大限度地减少心理应激和心理危机感。这是人们维护和保持心理健康的最基本、最重要的因素之一。

7. 自觉保持心理平衡　健康是一种不断变化的动态过程。心理健康是通过不断的心理调整达到的一种良好状态。因此，保持心理平衡是个体加强自我心理保健、维护心理健康的重要方法。

第二节 挫折与心理防御机制

一、挫折

（一）挫折的概念

挫折指在有目的的行为情境中，个体在趋向目标的过程中遇到了不可克服的障碍，使行为进程受阻或被延搁而产生的紧张状态与情绪反应。

> **课堂互动**
>
> 根据心理健康标准分析自己的心理状况，并探讨提升自身心理健康的措施。

（二）影响人们对挫折容忍力的因素

挫折容忍力指个人承受挫折的能力。有人能忍受严重挫折，毫不灰心丧气，保持心理平衡；有人则遭遇轻微挫折便意志消沉，颓废沮丧，一蹶不振。个人对挫折的忍受力主要受其生理条件、过去遭受挫折的经验以及个人对挫折的主观判断的影响。

1. 生理条件　高级神经系统功能强、平衡、灵活型的人比弱型者忍受性要强；身体强壮者比体弱多病者更能忍受挫折。

2. 过去受挫折的经验　有人历经生活艰辛，饱经人间风霜，久经各种各样困苦的磨炼；也有人虽无生活体验，但从小受过良好的家庭、学校教育，经过一定的挫折训练。上述二者均可掌握处理挫折的技巧，对挫折的忍受力较高。反之，有人从小受到过多的保护，在其后来生活中太过于一帆风顺，故缺乏受挫折的体验；还有的人虽不断地遭受各种挫折的打击，但因不善于总结经验，常陷入困境久久不能自拔，后两种人的挫折忍受力较差。

3. 对挫折的主观判断　同样的挫折情境，一个人可能视为严重挫折，另一个人则可能视为无关紧要，其差异是因为两人对挫折情境的主观评价不同。

二、心理防御机制

心理防御机制指个体处于挫折和冲突的紧张情境时，在其内部心理活动中具有的自觉或不自觉的解除烦恼、减轻内心不安和焦虑，以恢复情绪平衡与稳定的一种适应性倾向。它是一种潜意识的心理保护机制，是个体精神受干扰时保持心理平衡和自尊的策略。一般将心理防御机制分为五种类型。

（一）逃避性防御机制

这是一种消极性的防御机制，以逃避性和消极性的方法去减轻自己在挫折或冲突时感受的痛苦。就像鸵鸟把头埋在沙堆里，当做看不见一样。这类防御机制有以下几种形式：

1. 压抑（repression）　是最基本的心理防御机制，指一个人把不能被社会道德规范或自己意识所接受的冲动、欲望、情感等不知不觉中压抑到其潜意识中，使自己意识不到而使内心保持安宁。表面上我们已把事情忘记了，而事实上它仍然存在于潜意识中，在某些时候影响我们的行为。做梦、不小心说漏了嘴或偶然有失态的行为表现，都是这种压抑的结果。

2. 否定（denial） 是一种原始而简单的心理防御机制，是指对已经发生但令人不愉快的事情加以否定，就像根本没发生过一样，以此逃避心理上的不安和痛苦。如癌症患者完全否认自己的病情，坚信是医院误诊。

3. 退化（regression） 是指当遇到挫折时，放弃成人的方式，用幼稚的方式去回避令人烦恼的现实，摆脱痛苦或满足自己的欲望。如患者经过重大疾病后，虽然看起来身体已经康复，但往往不愿出院，这是因为患者经受巨大挫折，害怕再次承担成人的责任，因而退化成孩子一样的依赖。

（二）自骗性防御机制

此类心理防御机制往往含有自欺欺人的成分。

1. 反向（reaction） 是由于社会道德与规范的制约，个体将潜意识中不能直接表达的欲望和冲动通过截然相反的方式呈现，以减少其焦虑。如对内心憎恨而伺机报复的对象非常热情，就是在无意中用反向去掩盖本意。

2. 合理化（rationalization） 是指当个人遭受挫折或达不到某一目的时，为自己找可以接受的理由加以解释。虽然这些解释往往不正确，但却能说服自己，避免精神上的痛苦。如某同学下决心要在考试中考第一名，不料只考了十几名，于是他便用不屑的口吻说："为了那几分而死读书有什么意思？我可不想做书呆子！"

3. 抵消（unding） 指以某种象征性的活动或事情，抵消已经发生的不愉快的事情，以补救心理上的不舒服。如不小心把杯子打碎了，就说"岁岁平安"。

（三）攻击性防御机制

1. 转移（displacement） 是指将一种情境下的危险情感或行为，不自觉地转移到另一种较为安全的情境下释放出来。如"迁怒"事例，丈夫在外受气，回家打妻子，妻子打孩子，孩子踢小花猫。

2. 投射（projection） 是把自己遭受心理挫折的原因完全归咎于他人或周围的事物，认为是别人给其造成了困难和障碍，以此来减轻自身的焦虑和不安。如考试成绩不好，不怪自己不用功，而是责怨试题太偏、太难、监考太严等。

（四）代替性防御机制

1. 幻想（fantasy） 当个体无法处理现实生活中的困难，或是无法忍受一些情绪的困扰时，使自己暂时离开现实，在幻想的世界中得到内心的平静，达到在现实生活中无法经历的满足。如青少年常以"白日梦"的形式在幻想中满足某种欲望。

2. 补偿（compensation） 是指当一个人因生理或心理上有缺陷时，用种种方法来弥补这些缺陷，以减轻其内心不适的感觉。如盲人的触觉比常人敏锐，就是一种常见的补偿。

> **课堂互动**
>
> 列举你曾经使用过的心理防御机制，分析其分别属于上述心理防御机制的哪一类。

（五）建设性防御机制

1. 认同（identification） 个体对比自己地位或成就高的人的认同，以消除个体在现实生活中因无法获得成功或满足时所带来的焦虑。例如模仿明星的发型、动作，以此获得从没得到过的满足。

2. 升华（sublimation） 是指个体将各种不为意识和社会认可的冲动及欲望加以改变，使之导向符合社会规范方向，以有利于社会和本人的方式出现，使无意识欲望得到满足，内心达到平衡。这是一种最为积极的心理防御机制。如孔子一生仕途坎坷，转而著书立说，教书育人。

第三节　心理应激与应对

心理应激是人生不可避免的。现代社会人们的生活节奏加快，面临着许多竞争和挑战，各种应激事件增多，心理应激对人们的心身健康影响日益突出。

一、应激的概念

应激（stress）一词，意为“紧迫、逆境反应、紧张、压力”。原意是指一个系统在外力的作用下，竭尽全力对抗时的超负荷状态。人们对应激进行了广泛深入的研究，不断对其进行充实、修正和发展。

从医学心理学的角度，心理应激可定义为：个体在察觉需求与满足需求的能力不平衡时通过整体心理和生理反应表现出来的多因素作用的适应过程，所引起的结果可以是适应或适应不良。此定义把心理应激看作一个连续动态的过程，它既非简单的刺激，也非简单的反应，而是受多种中介因素影响的动态过程，涉及生活事件、认知评价、应对方式、社会支持、人格等。

二、应激过程

（一）应激源

应激源是指那些能刺激个体引起应激反应的各种刺激物。按事件的生物、心理、社会属性分类。

1. 躯体性应激源　指作用于人的躯体、直接产生刺激作用的刺激物，包括各种理化和生物刺激，如噪音、温度、湿度、电击、辐射、强酸、强碱、毒物、微生物及疾病等。

2. 心理性应激源　包括个体需求与现实的冲突、挫折、工作、学习与生活的压力与紧张，这些压力可以是现实的，也可以是非现实的、主观感觉的心理压力等。

3. 社会性应激源　可以概括为两大类。

(1) 客观的社会学指标　指个人的年龄、受教育程度、婚姻状况、从事职业、经济状况等。

(2) 社会变动与社会地位的不适应　指社会变革和动荡，如政治经济制度变革、战争、动乱等。

4. 文化性应激源　指因语言、风俗习惯、生活方式、宗教信仰等改变造成的刺激或情境。如去国外留学或移民国外的人，由于社会文化、风俗习惯的巨大差异容易产生应激。

（二）应激的中介机制

在现代生活中生活事件普遍存在。然而，同样的刺激，有些人会产生强烈的应激反应，甚至患病，而有些人却未发生任何健康问题。因此，刺激引起反应，除了与应激源的强度、持续时间等有关外，还取决于中介因素，它们包括个体的认知评价、防御机制、社会支持系统及其他等（图3-1）。

应激源	应激中介变量		应激反应	
生活事件	认知评价	应对方式	心理反应	适应
	社会支持	人格等	生理反应	适应不良

图3-1 心理应激作用过程示意图

1. **认知评价**（cognitive appraisal） 认知评价是指个体从自己的角度对遇到的生活事件的性质、程度和可能的危害情况作出估计。认知评价是影响应激反应的一个重要中介因素。认知评价标准不同，对同一件事件认知和评价也存在差异，从而引起不同的应激反应。如失恋，有人将它认定是重大挫折而抑郁悲伤甚至轻生，有人却看作是一次重新生活和重新选择的机会，并不表现出强烈的情绪反应和生理反应。此外，认知评价并非是完全独立的因素，它既受其他因素的影响，又影响其他因素。首先，个体人格特征可在一定程度上影响认知评价。例如对同样的生活事件，乐观者往往比悲观者做出更积极的认知评价。其次，社会支持也在一定程度上影响个体的认知评价，受认知评价影响较为明显的因素是应对方式。当人们认为某件应激源可控制时，往往会以问题应对的方式应付应激源；而如果认为某件应激源不可控制时，往往会以情绪应对的方式应付应激源。

2. **社会支持**（social support） 社会支持是指个体遭遇应激源时所能得到的来自周围环境的物质和精神上的支持和帮助。一般指来自社会各方面包括家庭、亲属、朋友、同事、单位、党团及工会等组织所给予的精神上和物质上的帮助和支援。它反映了一个人与社会联系的密切程度和质量，具有减轻应激的作用，是应激作用过程中个体“可利用的外部资源”。人是生物的人，更是社会的人，其遭遇的任何生活事件都与其社会关系有关。

3. **人格** 作为应激过程中的诸多因素之一，人格与生活事件、认知评价、应对方式、社会支持等因素之间均存在相关性。

（1）人格影响认知评价 态度、价值观等人格倾向性，以及能力和性格等人格心理特征因素，都可以不同程度地影响个体在应激过程中的初级评价和次级评价。这些因素决定个体对各种内外刺激的认知倾向，从而影响对个人现状的评估。如个性有缺陷的人往往存在非理性认知，使个体对各种内外刺激发生评价上的偏差，可导致较多心身症状。

（2）人格影响应对方式 人格特征影响着个体的应对风格，不同人格类型的个体在面临应激时可以表现出不同的应对策略。

（3）人格与社会支持有联系 人与人的支持是相互作用的过程，一个人在支持别人的同时，也为获得别人对自己的支持打下了基础。一位个性孤僻、不好交往、万事不求人的人是很难得到和充分利用社会支持的。

（4）人格与应激反应的形成程度有关 同样的生活事件，在不同人格的个体身上可以出现完全不同的心身反应结果。

（三）应激反应

当个体经认知评价而察觉到应激源的威胁后，就会引起心理、生理及行为的反应。个体应对适应能力范围内的心理应激促进身心健康，提高应对、适应能力；而对于过于强烈、持久的心理应激便会损害人的适应能力，引起心身症状或心身适应。

1. 应激的心理反应

（1）认知反应　应激引起认知反应包括积极和消极两种。适当的应激状态有助于增强感知、活跃思维、提高认识，如常说的“急中生智”。但当应激过强则直接干扰稳定的认知功能，使认知功能下降，如考试时出现“脑中一片空白”。认知能力的下降将会直接影响个体对应激的认知再评价，从而不能有效组织应对策略。

（2）情绪反应　当个体受到应激源刺激时，会产生不同程度的情绪活动称为情绪应激反应。多数情况下，应激源消除，情绪就恢复，但若长期存在则引起严重后果。

①焦虑：是心理应激反应中最普遍的反应，是一种预感到将要发生危险或不利情况而又难于应付的不愉快情绪。适度的焦虑可以提高人的警觉水平，促使人们投入行为，以恰当的方式来应对应激源；过度的焦虑则妨碍人们做出符合理性的判断和决定。如进行操作考核时，由于过度紧张、焦虑，往往发挥不出其训练时的水平。

②抑郁：是一种心境低落的心理状态，表现为悲观、失望、孤独、寂寞、厌世等综合性消极情绪。多是在个体评估后，自认为缺乏应对能力，而对前途丧失信心，严重者可萌生消极的轻生念头。长期病痛折磨及恶性肿瘤患者多有抑郁情绪。

③愤怒：是由于外界干扰使目的和愿望不能达到，造成积累所产生的情绪体验。愤怒时的一系列变化均具有攻击性意义，有利于克服障碍。但过度愤怒则可能丧失理智，失去自控而导致不良后果，尤其对心身健康不利。

④恐惧：是企图摆脱、逃避某种危险情境时的情绪体验。轻度的恐惧具有一定积极意义，如司机在盘山公路上行驶，由于害怕发生意外会特别小心注意行驾安全。严重的恐惧则具有消极意义，如临床一些病情危重患者因过度担心安全受到威胁，而不利于治疗和康复。

2. 行为反应

（1）敌对与攻击　敌对与攻击的共同基础是愤怒。敌对是内心有攻击的欲望，表现为不友好、谩骂、憎恨或羞辱别人。攻击是个体以攻击方式做了反应，攻击对象可以是人或物，可以针对别人也可以针对自己。

（2）逃避　个体采取远离应激源的一种行为，如辞职、离家出走、要求调动等，它是个体摆脱应激的情绪反应，排除自我烦恼的有效行为。

（3）无助与自怜　无助是一种面对生活事件无能为力、听天由命的状态，它使人丧失信心和摆脱不利状况的主动性。自怜即自己可怜自己，对自己怜悯、惋惜，其中包含对自身的焦虑和愤怒等多种成分。

（4）退化和依赖　退化是当人在遇到应激时放弃成年人的应对方式，转而采用幼儿时期的方式来加以应对，以求获得别人的同情和照顾，在一定程度上减轻心理紧张的压力。采用退化行为的人往往会形成依赖心理，丧失独立自主解决问题的能力。

（5）过度消费和物质滥用　有些人在心理应激情况下会以过度消费的行为方式来转换自己对应激的行为反应方式，如大量饮酒、吸烟，大量服用某些麻醉、镇静药物或大量花钱购物。

3. 应激的生理反应　在应激状态下，大脑皮层统一调控着人的各种活动。身体的生理反应主要是大脑通过自主神经系统、下丘脑、腺垂体、靶腺轴和免疫系统进行调节的。

（1）交感－肾上腺素髓质系统　当机体处在急性应激状态时，各种刺激形成神经冲动到达中枢神经系统后，激活交感神经，进而兴奋肾上腺髓质系统，释放大量的肾上腺素和去甲肾上腺素。这些激素通过兴奋网状结构提高心理上的警觉性，兴奋心血管系统导致心率增快、心肌收缩力增强、心输出量增加、血压升高，增加对心、脑、骨骼肌等重要器官血液的供应以应付这些生活事件。同时还引起胃肠蠕动减慢、消化腺分泌减少、呼吸加快、出汗、代谢增强、肝糖原和脂类分解加快，直到机体适应刺激后，这些生理反应才逐渐消失。

（2）下丘脑－腺垂体－靶腺轴　在心理应激下，下丘脑还可引起促肾上腺皮质激素释放因子（CRH）分泌，通过脑垂体门脉系统作用于腺垂体，促使其释放促肾上腺皮质激素（ACTH），进一步使肾上腺皮质激素分泌，从而引起一系列的生理变化。

（3）免疫系统　在应激反应中，免疫系统与中枢神经系统进行着双向调节。一般认为短暂而较弱的应激不影响或略增强免疫功能；中等强度的应激可增强免疫应答；若长期而强烈的应激则会损害下丘脑，造成皮质激素分泌过多，抗体反应抑制，从而使机体的免疫功能下降。临床实践表明，癌症患者悲观失望者较豁达者的生活质量低、存活期短，甚至迅速恶化死亡，这与免疫功能进一步受到抑制或减弱有关。

三、应激的处理

（一）应对

应对也称应付，是个体解决生活事件和减轻事件对自身影响的各种策略，故又称为应对策略（coping strategies）。目前一般认为，应对是个体对生活事件以及因生活事件而出现的自身不平衡状态所采取的措施。

应对的分类有很多，目前被人们广泛认可被分为问题为中心的应对和情绪为中心的应对两种。问题为中心的应对，是通过获取如何行动的信息，改变自己的行动或采取行为以改善人与环境的关系的努力；情绪为中心的应对，是调节自己由外界的伤害、威胁引起的不良情绪的努力。

（二）应激的处理方法

应激的处理方法涉及可利用资源及处理策略。

1. 资源　指用以处理应激的基本材料，包括个体、社会和物质材料。个体资源包括一些有助于个体处理应激的特点或态度，如自尊、自信等人格特点，都是影响应激反应的重要因素。社会资源即通常所说的社会支持，它具有屏障作用，可有效防止个体受应激的消极影响，也是最重要的应对资源和缓解应激反应的中介因素。物质资源包括满意的健康、足够的体力，还包括实际的资源，如住房和金钱等。

2. 策略

（1）问题处理策略　包括：①解决问题，许多事情之所以是应激源，是因为人们不具备解决问题的能力。当问题消失后，应激便随之消失。所以，学习具体问题的解决策略，提高解决问题的能力，是最直接的应激处理策略。例如，学生处理考试类应激的最有效方法就是牢固掌握知识，具有通过考试的信心，应激即不存在。②社会技能，日常生活中的许多应激源由人际关系不协调引起，故加强社会技能的训练，例如有效的人际沟通、适当的自我暴露等可大大减少源自人际关系的应激源。③寻求信息，未来处境的不确定性往往给人们造成较大应激，使用寻求信息的技能可帮助人们最大限度地降低不确定性以及由此引发的应激。④应激监督，指个体对其身边可能出现的应激源进行监督，该策略的效果还存在些争议。

（2）情绪处理策略　包括：①紧张消除，是最常用的技能。紧张是应激反应最基本的表现，它甚至会持续到应激源消失后，因此消除紧张有着积极意义。②认知重组，是一种十分常见的积极应对策略。当一个应激源无法用行为直接消除时，认知重组就成为根本的策略。其重要性在于能改变个体对某个事件和情境的评价，从而消除或减少应激。幽默也可看做应激源的认知重组，它可让人们获得新的视角和参考框架。③积极转移，也称为注意转移，指以建设性活动把注意力从痛苦思绪中转移。例如，当遇到令人沮丧的事情时，读书、参与体育锻炼或看电影等都可起到转移注意力的效果。④自我暴露或宣泄，自我暴露指能向他人交流思想和感情；宣泄指释放情感。封闭的个体通常比较痛苦，因为他使自己远离社会支持，独自承受所有应激，而宣泄情感可有效地降低应激。⑤逃避和退缩，指个体以身体或心理离开特定环境以寻求消除应激源。如某学生因怕听到上次考试成绩差而选择逃课。但暂时的逃避并不能真正消除应激源，极端使用此法可能会干扰个体有效而及时地消除应激源，即此应对策略非但未消除应激反而可增加应激。

> **课堂互动**
>
> 试讨论分析，如果遇到应激性的生活事件，你将如何应对以获得好的结果？

第四节　心身疾病

一、概述

（一）心身疾病的概念

心身疾病（psychosomatic diseases）是一类发病、发展、转归和防治都与心理社会因素密切相关的躯体疾病。

心身疾病有狭义和广义两种理解。狭义的心身疾病是指心理社会因素在发病、发展过程中起重要作用的躯体器质性疾病，例如原发性高血压、冠状动脉粥样硬化性心脏病、溃疡病。广义的心身疾病是指心理社会因素在发病、发展过程中起重要作用的躯体器质性疾病和躯体功能性障碍。本书基本上采用的是狭义的概念。

（二）心身疾病的特点

1. 以躯体症状为主，有明显的病理生理过程，即必须具有与躯体症状相关的体征。

2. 人格特征与心身疾病的发生有一定的关系，某种人格特征是心身疾病的易患因素。如某些人过于争强好胜，性情急躁、易怒、紧张、好冲动和固执等，这类行为性格者易患心血管疾病，如高血压、冠心病等。

3. 疾病的发病及进程与心理社会因素有关。

4. 生理始基是发病基础。生理始基即某些心身疾病患者发病前的生理特点，它决定个体对疾病及种类的易患性。同样强度、同样性质的社会、心理因素影响，对一般人只引起正常范围内的生理反应，而对心身疾病的患者则可引起病理生理反应。

5. 心身综合治疗效果更好。

二、心身疾病的分类

心身疾病的分类有多种方法，一般习惯按机体各系统和临床各科进行分类，以便及时诊治。

1. 消化系统　胃或十二指肠溃疡、神经性厌食、神经性呕吐、溃疡性结肠炎。

2. 心血管系统　心律失常、冠心病、原发性高血压、心肌梗死、心脏神经症。

3. 呼吸系统　支气管哮喘、神经性咳嗽、过度换气综合征。

4. 皮肤　神经性皮炎、瘙痒症、牛皮癣、慢性荨麻疹、湿疹、银屑病。

5. 内分泌系统　甲状腺功能亢进、肥胖症、糖尿病、更年期综合征。

6. 神经系统　睡眠障碍、紧张性头痛、偏头痛、自主神经功能性失调。

7. 泌尿生殖系统　月经紊乱、经前期紧张症、功能性子宫出血、性功能障碍、膀胱过度活动症、遗尿症。

8. 骨骼肌肉系统　腰背痛、书写痉挛、肌痛。

9. 其他　癌症、咽部异物感、梅尼埃综合征、原发性青光眼、口腔炎。

三、心身疾病的诊断和防治原则

（一）心身疾病的诊断

心身疾病的诊断包括躯体诊断、心理诊断及自主神经功能检查。要点是：①确实有某些心理社会因素存在；②这些心理社会因素与疾病的发生在时间上有密切关系；③病情的波动和加剧与心理社会因素有关；④有一定的人格基础成为对某些疾病的易感因素；⑤家族史；⑥辅助检查阳性；⑦心身疾病与焦虑症、癔症、疑病症等不同，前者有明确、具体的躯体病变，后者的躯体症状模糊不清，且不伴有持久的躯体性损害。

1. 躯体诊断　方法与一般疾病诊断无异，但在采集病史时应注意患者的心理社会方面的生活事件、行为方式、人际关系以及心理、人格发育情况、早年生活经历及遗传情况等。在体格检查时，应考虑到某些患者心理问题的躯体化表现，或者说是“心理、自主神经症候群”或急性心理应激反应。同时应该及时将检查结果反馈给患者，对患者的心理与疾病的发生加以充分说明。

2. 心理诊断　通过心理检查完成。心理检查常用的方法有晤谈、心理测验、心理生理学检查、行为观察等。心理诊断所涉及的心理方面有：①患者的人格；②患者当前心理状态；③致病的心理社会因素（如生活或工作应激事件、心理冲突或挫折等）。

3. 自主神经功能检查　心身疾病的发病与自主神经的不稳定性有关。因此，自主神经功能检查对心身疾病的诊断有所帮助。常用方法有眼心反射、皮肤划纹症和皮肤温度测定等。

（二）心身疾病的治疗原则

心身疾病的治疗要考虑到患者的生物学和心理社会因素等方面。一方面要采用有效的生物医学手段在躯体水平上处理现存的病理过程，另一方面必须在心理和社会水平上加以干预或治疗。

1. 心身同治原则　心身疾病采取心、身相结合的治疗原则，但对具体病例也应有所侧重。对于急性发病而又有严重躯体症状的患者，应以躯体对症治疗为主，辅以心理治疗。对于以心理症状为主、躯体症状为次的患者或虽然以躯体症状为主但已呈慢性经过的患者，则可在实施常规躯体治疗的同时重点进行心理治疗。

2. 心理干预手段的确定　根据不同的干预层次、方法和目的来确定。如支持疗法、环境控制、放松训练、生物反馈、认知疗法、行为疗法及家庭疗法等心理治疗方法均可选择使用。

3. 适应环境　尽可能地帮助患者适应生活和工作环境，以减少或消除应激源。许多研究发现，患者入院后病情则会好转，其原因是：①环境的改变使患者暂时摆脱了引起或加重其疾病的生活和工作应激源；②身体得到休息，能规律地进食和睡眠；③安慰剂效应（由“将会从医疗中获益”的期望引起）。

4. 药物治疗　当患者负性情绪水平很高或已经维持很长时间，认知能力很差时，可以选用某些改善情绪的药物来控制过度的心理生理反应。用药的结果会降低患者的负性情绪水平，这样由负性情绪引起的生理反应也会随之得到改善。另外，当患者的情绪通过药物作用变得较为平稳后，他们接受医生所给予的正确的思维和应对方式、主动纠正自己原来的认知偏差的能力也会明显提高。

5. 心理治疗　目的在于影响患者的人格、应对方式和调整情绪及调节行为。应用生物反馈技术，可以帮助患者靠自我意识调节躯体内部器官系统的功能活动，使过度紧张已达到异常水平的生理活动降低下来。

（三）心身疾病的预防

心身疾病是多种心理、社会和生物学因素相互作用的产物。心身疾病的预防应从现代医学心理学的观点出发，不仅认识到心理社会因素的重要性，而且特别注意心理社会因素与个体的遗传素质，生理反应性等方面的相互作用。心理学中有许多理论和方法适用于预防医学，心理卫生应成为心身疾病预防的重要内容和措施。应激接种训练行为的自我监测和自我控制、放松训练、认知疗法等，都可被用来促使心身疾病预防措施的实施。

1. 心身疾病的个体预防　在紧张多变的社会环境中，从个体角度来维护心身健康，应遵循以下原则：①培养健全的人格；②锻炼应对能力，应对能力的锻炼和提高首先要丰富自己的生活经历，其次要学会缓解心理应激的技巧，掌握对应激源的正确认知与评价，提高社会容忍力；③建立良好的人际关系，储备社会支持力量。

2. 心身疾病的社会预防　实施社会预防是从根本上降低个体心身疾病发生的一项重要措施，应从个体不同年龄阶段的心理保健和不同群体的心理保健着手，维护人们的心身健康。

四、常见心身疾病的心理社会因素

(一) 原发性高血压

高血压的病因目前尚不十分清楚，其心理社会因素主要有：

1. 人格特征　一般认为，容易激动、求全责备、刻板主观、不善表达情绪、压抑情绪但又难以控制情绪者易患高血压病。日本石川中认为高血压患者具有被压抑的敌意、攻击性和依赖性之间的矛盾、焦虑和抑郁的多型性性格。我国学者研究发现：①原发性高血压与对照组之间A型行为与非A型行为者的差别显著；②A型行为者平时与激动时的收缩压有明显差别，而B型行为者则无显著差异，反映A型行为者激动后交感神经的活动性增加明显大于B型行为者；③原发性高血压组中脑力及体力劳动者均以A型行为类型者多见。

2. 应激事件　高应激的环境和高应激的职业与原发性高血压密切相关。调查表明，生活在工业化的城市，其政治经济及生活方式变化较大的人群，与生活在和外界接触少、经济文化相对稳定的山区人群相比较，前者发病率高。从事注意力高度集中、精神紧张而体力活动较少的职业者，容易患高血压病。研究表明，失业、离婚、长期生活不稳定或长期生活在噪音环境中者高血压发病率高。

3. 情绪　通常认为与原发性高血压密切相关的情绪包括愤怒、恐惧和焦虑，而被压抑的愤怒被认为是导致原发性高血压的直接原因。汉克逊（Hokson，1971）对于愤怒状态诱发高血压进行了一系列的实验研究。他们把被试者都给予同等强度的激怒，一组允许他们发泄自己的愤怒，另一组不准他们发泄自己的愤怒。结果那些被强力压抑而具有敌意的人群高血压的发生明显增高。另外一个类似的实验，将两个被试者安置在一个房间内，里面有开关，只要按一下开关，就能给对方一次电击。当被试者允许给对方以报复性电击时，血压不升高；而不准许他给对方以电击时，血压升高。持续这样的实验，被试者升高的血压不再下降。

4. 不良行为　流行病学调查发现，高血压发病率与高盐饮食、肥胖、缺少运动、大量吸烟及饮酒等行为因素有关，同时这些不良行为因素又直接或间接地受心理或环境因素的影响。

(二) 冠状动脉粥样硬化性心脏病

冠状动脉粥样硬化性心脏病简称冠心病，是现代社会中危害人类健康最常见的疾病之一，其心理社会因素主要有如下几方面。

1. 人格特征　多年研究显示，A型人格与冠心病有关。A型人格被认为具有如下表现：①争强好胜；②时间紧迫感；③办事急躁；④过度敌意；⑤对工作过度地提出保证。反之，心境平静、随遇而安、不争强好胜、做事不慌不忙、不经常看手表者属于B型。当然，有许多属于中间过渡类型。研究发现，A型人格者的胆固醇、甘油三酯、去甲肾上腺素、促肾上腺皮质激素等水平均偏高，因而容易引起冠状动脉粥样硬化，导致冠心病的发生。

2. 应激事件　导致急剧的情绪变化和极度痛苦的应激性事件与冠心病密切相关。许多突然的生活事件可以产生焦虑、恐惧、愤怒、内疚和沮丧等负性情绪。丧失亲人或亲密朋友，是许多人生活中最痛苦的经历。有大量证据表明，丧失亲人与健康恶化或很快死去之间存在着密切关系。过分悲痛的亲属会出现食欲不振、头痛及睡眠障碍。1969 年 Parks 等人随访了一组中年寡妇后发现，在服丧后的最初 6 个月内，由于冠心病和动脉硬化造成的死亡率能增加 60%。战争灾难可以增加心血管疾病的死亡率。Mackay 于 1971 年研究孟加拉国内战争所造成的影响，对 40 000 名工作人员进行调查，结果发现心血管病的死亡率增加了 54%。

3. 不良生活方式　不良生活习惯，如吸烟、缺乏运动、无节制饮食等已被公认与冠心病显著相关。饮食与冠心病的关系主要是食物中的脂肪含量超标导致血液中胆固醇水平升高，而胆固醇升高是导致冠心病的重要危险因素。

（三）消化性溃疡

消化性溃疡是一种病因多样的消化道黏膜的慢性溃疡疾病，比较明确的病因是幽门螺杆菌感染、服用非甾体类消炎药及胃酸分泌过多。另外心理过度紧张对消化性溃疡的发病或加重也有重要影响。

1. 人格特征　人格特征及行为方式与消化性溃疡的发生有一定的关系，它既可作为本病的发病基础，又可改变疾病过程，影响疾病的转归。国外用艾森克问卷作严格配对研究表明：消化性溃疡的患者更多具有内向及神经质的特点，表现为孤僻、好静、遇事过分思虑、事无巨细刻意追求井井有条、情绪易波动、愤怒并常受压抑。

2. 不良情绪　消化系统被认为是人体的情绪器官，对情绪反应非常敏感。不良的情绪反应，在其致病因素的综合作用下，可促进溃疡的发生并影响治疗效果。20 世纪 20 年代，著名生理学家坎农观察到，动物的胃液分泌，会因受惊而被抑制。以后，沃尔夫对胃造瘘伴有胃黏膜疝的患者进行观察，发现情绪愉快时，黏膜分泌和血管充盈增加，胃壁运动增强；悲伤、自责、沮丧时，黏膜苍白、分泌减少；焦虑时，分泌增加、运动增强；攻击性情感（怨恨、敌意等）时，胃的分泌和血管充盈大为增加，运动也有所增强。人们还通过各种方法研究特殊刺激引起的情绪对胃功能的影响。结果发现，被试者在进行紧张的谈话或在焦虑、痛苦、愤怒、羞辱、罪恶感时，可能由于这些情绪而增强迷走神经的兴奋性，使胃液分泌量增加，酸度增高和胃部运动变化。

3. 生活事件　严重的生活事件和重大的社会变革，如失意、亲人丧失、离异、自然灾害、战争、社会动乱等造成的心理应激，可促进消化性溃疡的发生。在布雷迪的实验中，让两只猴子各自坐在约束自己的椅子上，每隔 20 秒给它们通一次电。每只猴子都有一个压杆，但其中一只猴子的压杆能使两只猴的电击得以避免。只要这只猴在接近 20 秒时压一下它的压杆，即将来临的这次电击就不出现。这只猴子总得记着到时候去压压杆，以免被电击。而那只按压无关电极的猴子被电击的次数一样多。那只疲于奔命，心理上负担重的猴子得了“胃溃疡病 ”，另一只猴子却安然无恙。

（四）恶性肿瘤

恶性肿瘤是一种严重危害人民生命健康的常见病、多发病，在我国的发病率和死亡率均有逐年上升的趋势。其心理社会因素主要有如下几方面。

1. 应激事件　应激、精神紧张与癌症生活事件是产生应激的主要来源，与心身疾病关系非常密切。大多数心身疾病患者在发病前都遇到过程度不同的生活事件，这些生活事件要比健康人在同期遇到的生活事件数量多、程度严重，癌症患者也不例外。癌症患者所遭遇到的生活事件，多与我们称之为“重要情感的丧失”有关。所谓重要情感，是指对一个人来说很重要的情感，主要指对爱人、子女或其他有亲密关系的人的情感。情感的丧失可能是这些人的去世，也可能是这些人的永久离去如离婚等。重要情感的丧失主要发生在中老年，如中年的离婚和老年的丧偶、丧子等，使得他们内心极度的悲哀和孤独，而且这种丧失很难像年轻人那样通过再婚或再生育得到补偿，这就有可能使得他们长期地处于悲哀和孤独之中。当这种悲哀和孤独达到不可控制的程度时，他们就会处于一种失控状态，导致躯体内环境变化适合于癌细胞的生长，使他们罹患癌症。

2. 人格特征　目前的很多研究认为，癌症患者存在着C型人格。英国学者Greer等人首先报道了癌症患者有某些人格特征，这些特征使人易得癌症。这一设想很快得到了美国学者Temoshok和德国学者Baltrush的支持，并进一步提出了癌症易感性行为特征——C型行为模式的概念（TCBP），主要表现为：与别人过分合作；原谅一些不该原谅的行为；生活和工作中没有主意和目标，不确定性多；对别人过分耐心；尽量回避各种冲突；不表现负性情绪，特别是愤怒；屈从于权威等。目前对TCBP所包含的心理成分，对哪些肿瘤有多少影响等仍有许多争议，需要做进一步的研究。

> **课堂互动**
>
> 人格特征是心身疾病重要的心理社会因素。你和你身边的重要他人是否具有上文提及的A型人格或C型人格？如果有，将产生什么样的影响？

3. 消极情绪　虽然到目前为止，尚没有足够的证据证明抑郁一定导致癌症，但大部分的回顾性研究表明，抑郁可使人易患癌症或加速癌的发展。sheketle等人进行了一项前瞻性的研究，用MMPI量表，筛选了2020名抑郁男性并进行追踪调查。17年后发现这些人中，高抑郁者死于癌症的人是其他人的两倍，说明了抑郁可导致或加速癌症。抑郁与癌的关系不仅表现在抑郁可导致或加速癌症，也表现在癌症患者在患癌后易变成抑郁，这一点在Lveine的调查中得到了证实，抑郁可反过来加速癌症进程。

综合测试

一、A1型题

1. 下述关于维护心理健康叙述错误的是
   A. 积极参加各项活动，扩大人际交往
   B. 寻求社会支持
   C. 不要对自己过分苛求
   D. 情绪是随着外界事物能否满足自己的需要产生波动的，所以不必对情绪进行调控
   E. 树立正确的世界观、人生观与价值观
2. 同样的应激源对于不同的个体会产生
   A. 相同的反应　B. 不同的反应　C. 类同的反应
   D. 积极的反应　E. 消极的反应
3. 个体对应激有不同的反应关键是因为个体对于应激源的
   A. 体质不同　B. 文化程度不同　C. 敏感度不同
   D. 反应强度不同　E. 认知评价不同

4. 其发病、发展、转归与防治都与心理社会因素密切相关的一组疾病为
   A. 精神疾病　　B. 躯体疾病　　C. 社会疾病
   D. 心身疾病　　E. 流行疾病
5. 以下生活事件中，通常对个体影响最大的是
   A. 丧偶　　B. 结婚　　C. 升学　　D. 家庭增加新成员　　E. 坐牢

二、填空题

1. A 型人格的特征主要有________、________、________、________、________。
2. 与 A 型人格密切相关的疾病是________，与 C 型人格密切相关的疾病是________。
3. 应激的中介变量中，最关键的是________。

三、名词解释

1. 心理应激　2. 心身疾病

（萧家芳　许海燕）

第四章 心理评估

【学习目标】

掌握：心理评估及心理测验的概念及标准化心理测验的特征。

熟悉：心理评估的方法，能运用临床常用的评定量表进行心理测验并做出评价。

了解：心理测验的种类、应用原则及常用方法。

第一节 心理评估概述

一、心理评估的概念

心理评估（psychological assessment）是依据心理学的理论和方法对人的心理品质及水平所作的鉴定。所谓心理品质包括心理过程和人格特征等内容，如情绪状态、记忆、智力、性格等。心理测验能够帮助心理学家和其他专业人员客观准确地判断被评估者的心理特征和行为特点。

二、心理评估的方法

> **课堂互动**
>
> 心理评估的基本程序及常用方法有哪些？如何提高观察结果的有效性、减小误差？以失眠患者为例，设计一个会谈的实施过程，并思考影响会谈结果真实性的因素有哪些？

1. 调查法（investigation method） 通过晤谈、访问、座谈或问卷等方式获得资料，并加以分析研究，了解被评估者心理特征的一种研究方法。调查法包括历史调查和现状调查两个方面。历史调查主要包括档案、文献资料和向了解被评估者过去的人调查等。现状调查主要围绕与当前问题有关的内容进行。调查对象包括被评估者本人及其周围的知情人（如同学、父母、亲友、老师、兄弟姐妹等）。调查方式除一般询问外，还可采用调查表或问卷的形式进行。调查法的优点是可以结合纵向与横向两个方面的内容，广泛而全面，实施方便，基本不受时间和空间的制约，可在短时间内获得大量的资料。不足之处是调查常常是间接性的评估，材料的真实性容易受被调查者主观因素的影响，可能导致调查结果不真实。

2. 观察法（observation method） 按照研究目的对被评估者的外部行为表现进行有计划、有系统地观察，对所观察的事实加以记录和客观的解释，从中发现心理现象产生和发展规律的方法。如观察学生在课堂上的表现就可以了解学生注意的稳定性和情绪状态等。观察法可分为自然观察法与控制观察法两种形式。前者指在自然情境中（如家庭、学校、幼儿园或工作环境），被评估者的行为不受观察者干扰，按照其本来方式和目标进行所得到的观察。后者指在经过预先设置的情境中所进行的观察。观察法的优点是材料比较真实和客观，在被评估者未察觉的情况下进行评估，不易受外界干扰，这对儿童的心理评估以及对一些精神障碍者的评估显得尤为重要。不足之处是观察法得到的只是外显行为，对于内隐的认知、态度、情感等过程难以了解。

3. 会谈法（interview method） 也称“交谈法”或“晤谈法”。其基本形式是一种面对面的语言交流，也是心理评估中最常用的一种基本方法。会谈的形式包括自由式会谈和结构式会谈两种。自由式会谈是开放式的，气氛比较轻松，没有固定的程序和问题，被评估者较少受到约束，可以自由地表现自己。评估者可以根据评估目的和实际情况灵活提问，且容易获得较真实的资料。自由式会谈不足之处是花费时间较长，有时容易偏离主题，得到的资料不易整理分析。结构式会谈是根据特定目的预先设定好一定的结构和程序进行谈话。谈话内容有所限定，效率较高。评估者可以根据统一的方法处理被评估者的问题，资料便于统计分析。但是在结构式会谈中需要完全按照事先确定的程序进行交谈，缺乏灵活性，会谈气氛比较死板，容易形成简单问答的局面，收集资料有局限性。

会谈是一种互动的过程，在会谈中评估者起着主导和决定的作用。因此，评估者掌握和正确使用会谈技术是十分重要的。会谈技术包括言语沟通和非言语沟通（如表情、姿态等）两个方面。在言语沟通中包含了听与说。听有时比说更重要，耐心地倾听被评估者的表述，抓住问题的每一细节，综合地分析和判断是对评估者的基本要求。在非言语沟通中，可以通过微笑、点头、注视、身体前倾等表情和姿势表达对被评估者的接受、肯定、关注、鼓励等思想，促进被评估者的合作，启发和引导被评估者将问题引向深入。

4. 作品分析法（works analysis method） 所谓“作品”是指被评估者所作的日记、书信、图画、工艺品等，也包括生活和劳动过程中所做的事和生产的其他物品。这些作品反映了被评估者的心理特征、心理发展水平、行为模式及当时的心理状态等方面的内容。通过分析这些作品可以有效地评估其心理水平和状态，对被评估者的心理进行有效的评估。

5. 心理测验法（psychological test method） 在心理评估中，心理测验占有十分重要的地位。我们了解一个人的方式有很多，如交谈、观察等，但是这些都无法取代心理测验的作用。因为测验可以对心理现象的某些特定方面进行系统评定，如个体的智力、态度、性格、情绪等，并且测验一般采用标准化、数量化的原则，所得到的结果可以参照常模进行比较，避免了一些主观因素的影响。心理测验的应用范围很广，种类也十分繁多。在医学领域内所涉及的心理测验内容主要包括器质性和机能性疾病的诊断及与心理学有关的各方面问题，如智力、人格、特殊能力、症状评定等。

第二节 心理测验

一、概念

心理测量就是依据心理学的原则和技术，用数量化手段对心理现象或行为加以确定和测定，心理测验是一种心理测量的工具。为了使测量结果便于比较和数量化分析，心理测量主要采用量表的形式进行。量表是由一些经过精心选择的、一般能较正确而可靠地反映人的某些心理特点的问题或操作任务所组成。测量时让受试者对测量内容做出回答或反应，然后根据一定标准计算得分，从而得出结论。

二、分类

根据不同的划分标准，可以把心理测验分成不同种类。这里介绍根据心理测验功能、测量方法、测验材料的性质和测验组织方式进行的分类。

（一）根据测验功能分类

1. 智力测验　主要为了测量个体的智力水平。临床上智力测验主要应用于儿童智力发育水平的鉴定以及作为脑器质性损害及退行性病变的参考指标。此外也作为特殊教育或职业选择时的咨询参考。常用的工具有：比奈－西蒙智力量表、韦克斯勒成人和儿童智力量表等。

2. 人格测验　常用的量表有：明尼苏达多相人格调查表（Minnesota multiphasic personality questionnaire，MMPI）、洛夏墨迹测验、艾森克人格问卷（Eysenck personality questionnaire，EPQ）、卡特尔 16 项人格测验（Cartel 16 personality test，16PF）等。这些测验目前在临床上多用于某些心理障碍患者的诊断和病情预后的参考，也有用于科研和心理咨询对人格的评价等。

3. 特殊能力测验　这类测验偏重测量个人的特殊潜在能力，如音乐、绘画、机械、记忆以及写作等特殊能力的测验。多为升学、职业指导以及一些特殊工种人员的筛选所用，这类测验在临床上应用得较少。

4. 神经心理测验　神经心理测验是在现代心理测验的基础上发展起来的。它用于评估人的脑功能特征，包括感觉、知觉、记忆、语言、情感等，既可用于正常人的评估，也可用于脑损伤患者的评估。在临床诊断、治疗康复、疗效评估及能力鉴定方面有广泛用途。临床上较常用的神经心理测验有两类：一类是成套测验；另一类是单项测验。成套神经心理测验由多个分测验组成，以 HR 神经心理学成套测验为代表。单项神经心理测验可以重点测量某项心理功能，用于测查患者有无神经学问题，并初步判断患者的心理问题是器质性的还是功能性的。

（二）根据测验方法分类

1. 问卷测验　测验多采用结构式问题的方式，让被试者以“是”或“否”或在有限的几种选择上作出回答。这种方法的结果评分容易，易于统一处理。一些人格测验如 MMPI、EPQ 等多采用问卷的形式。

2. 操作测验　测验形式是非文字的，让受试者进行实际操作。多用于测量感知觉和运动等操作能力。对于婴幼儿和受文化教育因素限制的受试者，心理测验主要采用这种形式。

3. 投射测验　测验材料无严谨的结构，如一些意义不明的图像、一片模糊的墨迹或一句不完整的句子。要求被评估者根据自己的理解和感受随意作出回答，借以诱导出内在的经验、情绪或内心冲突。投射法多用于测量人格，如洛夏墨迹测验、主题统觉测验等；也用于异常思维的发现，如自由联想测验、填词测验等。

（三）根据测验材料性质分类

1. 文字测验　文字测验所用的是文字材料，它以言语来提出刺激，被试者用言语作出反应。此类测验实施方便，团体测验多采用此种方式编制，还有一些有肢体残疾而无言语困难的患者只能进行文字测验。其缺点是容易受被试者文化程度的影响，因而对不同教育背景下的人使用时，其有效性可能会降低。

2. 非文字测验　非文字测验由非文字材料组成，如图片、工具、模型等，要求被试者进行操作。优点是不受语言文化影响，但比较费时，不宜团体施测。

（四）根据测验的组织方式分类

1. 个别测验　指每次测验是以一对一形式来进行的，即一次测试一个被试者。这是临床上最常用的心理测验形式，如韦克斯勒智力量表。其优点在于主试者对被试者的言语、情绪状态等可以进行仔细的观察，并且有充分的机会与被试者合作，所以其结果正确可靠。缺点是比较费时，不能在短时间内收集到大量的资料。

2. 团体测验　指每个主试者同时对较多的被试者实施测验。心理测验史上有名的陆军甲种和乙种测验、教育上的成就测验都是团体测验。这类测验的优点在于时间经济，主试者不必接受严格的专业训练即可担任。其缺点为主试者对被试者的行为不能作切实的控制，所得结果不及个别测验正确可靠。团体测验材料也可以用于个别施测，如 MMPI、EPQ、16PF 等。但个别测验材料不能以团体方式进行，除非将实施方法和材料加以改变，使之适合团体测验。

三、应用原则

尽管心理测验有其他方法不可替代的优越性，但这些优越之处能否得到充分发挥，还依赖于测验的使用者是否可以正确使用。因此，对于心理测验的使用要有严格的控制。为了确保心理测验结果的可靠，在进行心理测验时必须遵循以下原则：

（一）标准化原则

标准化原则是指测验的编制、实施、计分和测验分数解释具有一致性，也是提高测验信度与效度的有效保证。因为心理测验的信度考虑的是无关因素对心理测验结果的影响，测验的标准化可以最大程度地减少这种影响。标准化就要求使用者在应用心理测验的过程中要做到：选择公认的标准化心理测验，保证测验具有较高的信度与效度。在标准化的心理测验中要使用统一的指导语，对被试者的指导语应当简洁、清晰，礼貌地告诉被试者如何对测验题目做出反应，严格根据测验指导手册规定实施测验。

（二）保密原则

这也是心理测验的一条道德标准。保密涉及两个方面：一是测验工具的保密；二是测验结果的保密。关于测验的内容、答案及计分方法只有做此项工作的有关人员才能掌握，绝不允许随意扩散，更不允许在出版物上公开发表，否则心理测验就失去了应有的效果，当然也就没有使用价值了。为保证测验结果的真实性，必须对测验内容严格保密。保密原则的另一个方面是对受试者测验结果的保护，这涉及个人的隐私权。有关工作人员应尊重受试者的利益，以免对被试者产生不良影响。

（三）客观性原则

心理测验的结果只是测出来的东西，所以对结果作出评价时要遵循客观性原则。

换言之就是“实事求是”，对结果的解释要符合受试者的实际情况。任何测验都不可能准确无误地测量出个体的真实面貌，测量结果和真实情况之间总会存在一定的误差。心理测验结果反映的是被试者在测验的特定环境下发生的行为，此次操作的情况，并不一定是被试者在日常生活中的典型行为。人们在自然环境中的行为特征可能与测验中的表现不完全相同。许多因素都可能影响被试者对测验的反应。因此，尽管测验结果有一定的预测性，然而不能依据一次测验结果来下定论，还需要收集被试者的一般背景资料、既往史和目前的症状与表现，参考被试者的生活经历、家庭、社会环境等因素，必要时借助于开放的访谈技术对被试者的心理特征进行评估，与测验结果相互印证，以作出准确、全面的判断。如两个智力测验的结果智商一样，一个受试者是山区农民，结合他所受教育程度和社会生活条件，可考虑他的智力基本上是正常的；而另一个是某大学教授，测量时严格按标准化原则进行，结合其他表现则考虑到该人的大脑有退行性改变的可能。不要以一两次心理测验的结果来下定论，尤其是对于年龄小的儿童作智力发育障碍的诊断，更要注意这一点。总之，在下结论时不要草率从事，评价应结合受试者的生活经历、家庭、社会环境以及通过会谈、观察获得的其他资料全面考虑。

四、标准化心理测验的基本特征

（一）常模

常模（norm）是一种可供比较的某种形式的标准量数。通常有如下几种：

1. 均数　常模的一种普通形式。受试所测成绩（粗分，或称原始分）与之标准化样本的平均值相比较，确定其成绩的高低。

2. 标准分　均数所说明的问题还是有限的，只看均数，不注意分散情况，所得受试者的信息非常有限。如采用标准分作常模，便可提供更多的信息。标准分能说明受试者的测验成绩在标准化样本的成绩分布图上居何位置。T分常模是标准分衍化出来的另一种常用常模。例如MMPI便采用此种常模。它与离差智商的不同之处，是所设的均数值及标准差不同。T分计算的公式：$T = 50 + 10 (X - x) / SD$。标准20和标准10即是属于这一类，都是改变均数及标准差值而得。

3. 百分位　其优点是不需要统计学的概念便可理解。习惯上将成绩差的排列在下，好的在上，计算出样本分数的各百分位范围，将受试者的成绩与常模相比较。如相当百分位50（P50），说明此受试者的成绩相当标准化样本的第50位。即是说，样本中有50%的人数，其成绩在他之下（其中最好的至多和他一样），另外50%人数的成绩比他的好。

4. 划界分　在筛选测验中常用此常模。如教育上用100分制时，以60分为及格分，此即划界分。而入学考试时的划界分因考生成绩和录取人数而异。在临床神经心理测验中，将正常人与脑病患者的测验成绩比较，设立划界分，用这个分数划分有无脑损害。如果某测验对检查某种脑损害很敏感，就说明设立的划界分很有效，患者被划入假阴性的人数就很少甚至没有，正常人被划为假阳性的也很少或没有。如果不敏感，则假阳性或假阴性的机会均会增加。

5. 比率（或商数）　这一类常模也较常用。在离差智商计算方法之前，便使用比率智商。其计算方法 IQ = MA/CA×100，是将 MA（心理年龄）与 CA（实际年龄）相等的设作 100，以使 IQ 成整数。

以上是通用常模形式，此外还有各种性质的常模。如年龄常模（按年龄分组建立的）、性别、区域和各种疾病诊断的常模。从可比性看，常模越特异越有效。从适应性讲，则以通用常模使用方便。例如：以智力测验为例，全国常模运用的范围广，而区域常模应用的地区则有限，但后者比前者更精确。有的常模虽系区域性，但因该区域有代表性，也可用于相似地区。

（二）信度

心理测验的信度（reliability）是指同一受试者在不同时间用同一测验（或用另一套相等的测验）重复测验，所得结果的一致性程度。信度用系数（coefficient）来表示。一般说，系数越大，说明一致性高，测得的分数可靠；反之则相反。信度的高低与测验性质有关。通常，能力测验的信度（要求 0.80 以上）高，人格测验的信度（要求 0.70 以上）低。凡标准化的测验手册，都需要说明本测验用各种方法所测得的信度。测验信度通常有如下方法：

1. *重测信度* 同一组受试在两次不同时间作同一套测验所得结果的相关性检验。

2. *正副本相关* 有的测验同时编制了平行的正副本，将同一组受试的两套测验结果进行相关性检验。

3. *分半信度* 将一套测验的各项目（要求按难度为序）按奇、偶数号分成两半，对所测结果进行相关性检验。

其他尚有因素信度、测量标准误等。

（三）效度

所谓效度（validity）即有效性，指此测验是否测查到所要测查的内容，测查到何种程度。如一个智力测验，若测验结果所表明的确实是受试的智力，而且测验结果准确，那么这一智力测验的效度好，反之则不好。美国心理协会在《心理测验和诊断技术介绍》［简称《APA》（1954）］及《教育和心理测验的标准与手册》（1966）中将效度分为三类，即校标（criterion）效度、内容（content）效度和结构（construct）效度三类，以后广泛沿用。

1. *校标效度* 即将测验结果与某一标准行为进行相关检查。如智力测验与学习成绩、诊断测验与临床诊断进行相关检查等均属之。

2. *内容效度* 指测验反映所测量内容的程度。如算术成就测验应反映受试者运算能力的程度。测验与之相关的标准，可由相关专家对测验项目与所涉及的内容范围进行符合性判断，并对测题进行必要的修改，直至多数专家对测验的内容效度感到满意为止。

3. *结构效度* 反映编制此测验所依据理论的程度。如编制智力测验，必定依据有关智力的理论，该测验所反映此智力的程度，可用结构效度来检验。

（四）方法的标准化

施测方法、记分方法、标准结果的换算法等都要按一定的规定进行，方符合标准测验的条件。

第三节　常用的心理测验

一、智力测验

（一）智力的概念和智力单位

智力（intelligence）是一种潜在的、非单一的能力，它是一种知觉、分析和理解信息的复杂的混合体。智力与人的先天遗传因素有关，它在发展过程中可由于环境和学习的影响而促进或延缓，它也与人的生长、发育以及成熟、衰老等生理状况关系密切。智力单位是在智力测验中衡量智力高低的尺度，最常用的是智商（IQ）表示法。

（二）常用智力测验

1. 韦氏智力量表　韦氏智力量表是在1939年由纽约贝勒维（Bellevue）精神病院的心理学家韦克斯勒（Wechsler）编制的《韦克斯勒—贝勒维智力量表》（W－B）基础上，经过不断修订标准化而成，它包括韦氏成人智力表（WAIS，16岁以上）、韦氏儿童智力量表（WISC，6～16岁）和韦氏学前儿童智力量表（WPPSI，4～6岁）3个量表。韦氏智力量表采用离差智商的计算方法，是目前世界上应用最广泛的智力测验量表。我国修订的韦氏儿童智力量表包括12个分测验，分为文字和非文字两部分。文字部分称为言语分量表，非文字部分称为操作分量表。每个分量表又含5～6个分测验，每个分测验集中测量一种智力能力，题目均按由易到难排列。言语分量表包括常识、领悟、算术、相似性、词汇和数字广度等一些测验，这些方面构成一个人的言语能力，根据测验结果可以得出言语智商。操作分量表包括数字符号、图画填充、积木图、图片排列、图形拼凑等分测验，测验结果可以得出操作智商，而两个分量表合并还可以得出总智商。除言语测验中的数字广度测验和操作测验中的迷津测验外，其他10个测验是被试者非做不可的，数字广度测验和迷津测验可作为补充测验或替换测验。现将每个分测验简单介绍如下。

（1）言语测验　①常识（information）测验：29个测验题，要求被试者回答一些知识性问题，主要测验被试者对日常事物的认识能力等。常识的丰富与否，可以反映被试者的智力。②相似性（similarity）测验：测验被试者抽象概括能力，包括13组配成对的名词，要求被试者说出两样东西间的相似性。主要测量逻辑思维能力、抽象思维能力、分析能力和概括能力等。③算术（arithmetic）测验：14个测验题，测验被试者心算推理能力、计算和解决问题的能力以及思想集中的能力。算术测验在智力测验中常被广泛应用，因为它和各量表的总分数均有很高的相关，对预测一个人未来的心智能力有很高的价值。④词汇（vocabulary）测验：共有40个词。要求被试者对听到或看到的词的一般意义加以解释。主要测量词汇知识，与抽象概括能力有关，是测量一般智力因素的最佳测验。⑤领悟（comprehension）测验：共有14道题，测验被试者对实际知识的理解及判断能力。要求被试者解释为什么某种活动是合乎需要的，在某种情景下，更好的活动方式是什么等。⑥数字广度（digit span）测验：测验被试者的注意力和短时记忆能力。要求被试者顺背和倒背数字，均以成功背出的最高位数记分数，如成功背出7位数，便记7分。该测验顺背的最高分为12分，倒背的最高分为10分。

（2）操作测验 ①图画填充（picture completion）测验：测验被试者的视觉记忆和视觉空间理解能力，共有21张未完成的图片，每张图片上所画东西均缺一个重要部位，要求被试找出缺失的是什么。②图片排列（picture arrangement）测验：测验被试者对故事情节的理解能力，共有8套图片，以打乱顺序的一套图片呈现给被试者，要求他排列出该套图片的正确顺序，使之能说明一个完整的故事。该测验可以测量一个人不用语言文字而能表达和评价整个情景的能力。③积木图（block design）测验：测验被试者对视觉－空间的分析和综合能力。它将9块积木交给儿童，让其按主试者交给的样子摆出来，共有难度渐增的10个样式。④图形拼凑（object assembly）测验：测验被试者处理局部和整体关系的能力。它是由不同复杂程度和难度的4个实物图片的碎块组成。按顺序将4个物件图片碎块呈现给被试者，要求其组装成完整的实物图片。在临床上主试者可看出被试的知觉类型和他对尝试错误方法依赖的程度，以及对错误反应的应付方式。⑤数字符号（digit symbol）测验：要求被试者根据所提供的数字符号关系在数字下面填写相应的符号。主要测量被试者的注意力、简单感觉运动的持久力、建立新联系的能力和速度等。⑥迷津测验：共有9个由简单到复杂的迷津，要儿童用铅笔正确找出出口，该测验的目的是在新的情景下测量儿童计划的能力以及一个人的谨慎和机智。WISC－R（修订的韦克斯勒儿童智力量表）不仅能测量出被试的总体智力，而且能测量出其言语智商和操作智商，因而可以对儿童智力的不同侧面进行诊断。

2. 比奈－西蒙（Binet－Simon）智力量表 世界上第一个智力量表。比奈智力量表是第一个智力量表，自1905年发表以来，经过了多次修订，其中最著名的修订版是美国斯坦福大学推孟（Terman）教授修订的“斯坦福－比奈量表”。中国学者修订的中国比奈量表适用于2～18岁的城市少年儿童，最佳适用年龄是6～14岁。在记分方面，放弃了比奈量表常用的比率智商，改用离差智商，平均值为100，标准差为16。中国比奈量表注重对一般能力的测查，内容包括语义解释、埋解、计算、推理、比较、记忆以及空间知觉等方面的能力。共51题，每个年龄段3题，题目按从易到难排列。按照正确通过的题目数记分，根据被试的生理年龄，可以从附表中查出相应的智商值。

3. 瑞文标准推理测验 智力测验从方式上分类，有文字测验、非文字测验及混合测验3类。韦氏测验和比奈－西蒙测验都属于混合测验，而瑞文标准推理测验则是纯粹的非文字智力测验。瑞文标准推理测验是英国人瑞文在1938年设计的一个智力量表。该测验使用方便，较少受被试特殊文化背景的影响。测验由60张图案组成，由易到难分成ABCDE 5组，每组都有一定的主题，既可用于个别测验，也可用于团体测验。瑞文标准推理测验适用的年龄范围十分广泛，6岁以上的任何年龄的被试者都可以使用。

二、人格测验

人格测验（personality test）也称个性测验，测量个体行为独特性和倾向性等特征，最常用的方法有问卷和投射技术。问卷法由许多涉及个人心理特征的问题组成，进一步分出多个维度或分量表，反映不同人格特征。常用人格问卷有艾森克人格问卷（EPQ）、明尼苏达多项人格测验（MMPI）和卡特尔16因素人格测验（16PF）。投射技术包括几种具体方法，如洛夏墨迹测验、逆境对话测验、语句完成测验等。

（一）艾森克人格测验

1. 艾森克人格问卷（EPQ） 艾森克人格问卷是由英国心理学家艾森克

(H. J. Eysenck) 根据其人格三个维度的理论编制而成，目前在国际上应用十分广泛。我国有成人（适用于16岁以上）和青少年（适用于7~15岁）两种形式的修订本。艾森克人格问卷中包含的三个人格维度分别为：内-外倾（E）、神经质（N）和精神质（P），分别用E、N、P三个分量表测量，这三个基本因素构成了人格的三个维度，个体在这三个维度上的不同表现程度，构成了各自不同的人格特征。第四个分量表为效度量表（L），测量说谎或掩饰，但也代表一种人格特征，反映被试者的朴实、遵从社会习俗及道德规范等特征。内外倾和情绪稳定性维度是正态分布，而精神质维度得分为极端偏态分布，绝大多数人处于稳定的一端。国外艾森克人格问卷儿童版本为97项，成人版本为101项测查项目。我国龚耀先修订的成人和儿童版本均为88项，陈仲庚修订成人版本为85项。

2. 各个分量表的意义

（1）内-外倾（E）　高分表示人格外倾，其特征喜好交际，渴望刺激和冒险，情感易于冲动；低分表示人格内倾，特征为喜好安静、内省，除了亲密好友外，对一般人冷淡，不喜欢刺激，喜欢有秩序的生活。

（2）神经质（N）　又称情绪性，反映的是情绪稳定性。高分特征情绪不稳定，焦虑、担忧，常常闷闷不乐、忧心忡忡，有强烈的情绪反应，甚至出现不够理智的行为；低分则情绪稳定，情绪反应缓慢而轻微，容易恢复平静，性情温和，善于自我控制，不易焦虑。

（3）精神质（P）　测查与精神病理有关的人格特征，并非指精神病，它在所有人身上都存在，只是程度不同而已。高分特征孤独，不关心他人，难以适应外部环境，不近人情，感觉迟钝，与他人关系不佳，喜欢寻衅闹事。

（4）效度量表（L）　测查朴实、遵从社会习俗及道德规范等特征。高分表明被试者具有掩饰、隐瞒特点。

3. 填表说明　读懂指导语，被试者按照每个项目的陈述，根据自己的实际情况答“是”或“否”，把答案划在答卷纸上。收卷后算出4个量表的原始分数，再对照常模，将原始分数换算成以50为平均数，10为标准差的标准T分数，制成剖析图，就可以对被试者的人格进行分析。EPQ为自陈量表，实施方便，有时也可用作团体测验，是我国临床应用最为广泛的人格测验表之一。

（二）卡特尔十六种个性因素测试（16PF）

16PF测验由美国伊利诺州立大学人格及能力研究所雷蒙德·卡特尔教授编制。卡特尔认为“根源特质”是人类的潜在、稳定的人格特征，是人格测验应把握的实质。16PF测验是评估16岁以上个体人格特征的最普遍使用的工具，广泛适用于各类人员，对对象的职业、级别、年龄、性别、文化等方面均无限制。16种个性因素在一个人身上的不同组合，就构成了一个人独特的人格，完整地反映了一个人个性的全貌。从乐群、聪慧、自律、独立、敏感、冒险、怀疑等16个相对独立的人格特点对人进行描绘，并可以了解应试者在环境适应、专业成就和心理健康等方面的表现。在人事管理中，16PF能够预测应试者的工作稳定性、工作效率和压力承受能力等。可广泛应用于心理咨询、人员选拔和职业指导的各个环节，为人事决策和人事诊断提供个人心理素质的参考依据。

（三）投射测验

“投射”一词源于精神分析理论，该理论认为一个人对一事物的感知、联想或反应有时是由潜意识或内心深处的矛盾冲突所决定的。投射测验是采用含糊、模棱两可的无结构刺激材料，让被试者根据自己的认知和体验来解释、说明和联想，以诱导出受试者的经验，使其人格特点“投射”到这些测验材料上，使评估者得以了解被试者的人格特征和心理冲突，从而将其心理活动从内心深处暴露或投射出来的一种测验。这类测验的共同特点是：测验材料无结构；测验方法是间接的，被试不知测验目的；回答自由；可以按多个变量对回答进行解释。投射测验一般只有简短的指示语，在这种情况下，被试者对材料的知觉和解释就反映了他的思维特点、内在需要、焦虑冲突等人格特征。刺激材料越不具有结构，被试者的反应越能代表其人格的真正面貌。投射测验有多种形式，现在最常用的是洛夏墨迹测验和主题统觉测验。

1. 洛夏墨迹测验（Rorschach test） 简称 Rorschach，是洛夏墨迹技术为最流行的投射技术之一。该技术是由瑞士精神病医师海曼·洛夏（Hermann Rorschach）创造的。目的是为了在临床诊断中对精神分裂症与其他精神病作出鉴别，也用于研究感知觉和想象能力。洛夏墨迹测验共有 10 张墨迹图，其中 5 张（1，4，5，6，7）黑白，3 张（8，9，10）彩色，另两张（2，3）除黑色外，还加有鲜明的红色（图 4 - 1）。洛夏墨迹测验的施测分两个阶段进行，首先是自由联想阶段，主试者按顺序出示每一张图片，同时问受试者“这像什么?”“这使你想到什么?”，让受试者按照自己所想象的内容做自由描述，记下受试者的反应时间和说的每一句话。然后是询问阶段，询问被试者其答案是根据墨迹的哪一部分反应的，以及引起反应的因素有哪些。最后进行结果分析和评分。洛夏测验记分系统较复杂，需根据反应部位、反应决定因子和反应内容三个方面进行记分，目前常用于正常和病理人格的理论和临床研究。洛夏墨迹测验结果主要反映个人人格特征，但也可得出对临床诊断和治疗有意义的精神病理指标，主要有抑郁指数、精神分裂症指数、自杀指数、应付缺陷指数及强迫方式指数等。这些病理指数都是经验性的，但在临床上很有用。洛夏墨迹测验在临床上是一个很有价值的测验，但其记分和解释方法复杂，经验性成分多。主试者需要经长期训练和具备丰富的经验，具备广泛的人格理论，以及心理、病理的知识和经验才能逐渐正确掌握。

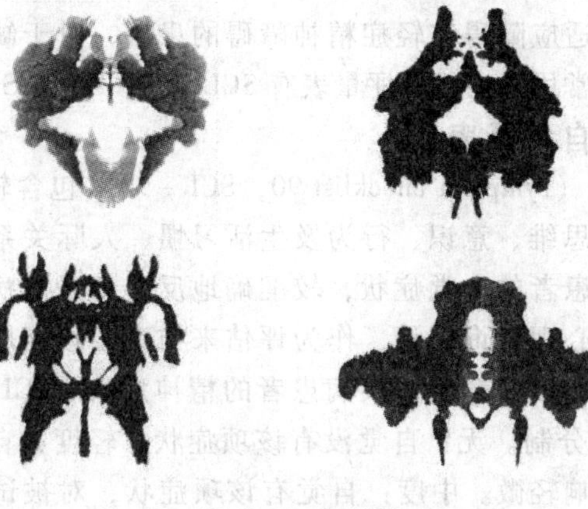

图 4 - 1 墨迹图

2. 主题统觉测验（thematic apperception test，TAT） 最先由哈佛心理诊所的墨里（Murray H.）及其同事于1935年编制而成，它不仅在临床实践和研究中广泛应用，还用作开发其他心理测量工具的模型。主题统觉测验是被试者面对图画情境编辑故事，故事内容往往包括其所压抑的潜意识材料。因此在解释测验结果时，必须特别注意被试者编选故事的主题，找出故事中的主角或英雄人物，墨里认为这就是被试者的化身。继而再分析这些人物的需要以及受试者所受到的压力。主题统觉测验由30张黑白图片组成，根据被试者的年龄、性别采用其中20张进行测试。要求被试者根据图片讲故事，每个故事约15分钟。主题统觉测验对于了解被试者与其父母的关系及障碍尤为有用。记分时要同时考虑故事的内容（情节、心理背景等）和形式（如长度、种类等）。主题统觉测验适用于各种年龄和不同种族人群。

第四节 临床评定量表

一、概述

评定量表可分为两种形式：自评量表和他评量表。自评量表是由被评者自己按照量表内容，根据自己的感受、想法和经验等作出回答。他评量表是由医生、护士、教师或家长等根据对被评者的观察结果进行评定。评定量表具有数量化、客观、可比较和简便易用等特点。在选择评定量表时，首先要根据研究目的选择信度、效度都比较高的量表。此外每种评定量表都有一定的针对对象，选择时要注意病种、年龄等条件。症状量表多为评定检查当时或过去一周或两周的情况，评定者应当明确所用量表的评定范围以免造成误差。

二、常用自评量表

症状评定量表中应用最广泛的是自评量表。自评量表可以用于精神科和心理卫生机构对来访者进行初步的筛查，并为进一步的检查、诊断和治疗提供方向性的线索。自评量表也可以用做患者症状严重程度的评定手段。在综合性医院中，可用来了解躯体疾病患者的心理状况，在精神卫生普查中可用于调查和研究工作。症状自评量表主要用于成年人神经症、适应障碍和轻症精神障碍的患者，对于缺乏自制力的重症精神障碍患者不适用。临床常用的症状自评量表有SCL－90、SAS、SDS等。

（一）90项症状自评量表

90项症状自评量表（symptom checklist 90，SCL－90）包含较广泛的精神症状学内容，涉及感觉、情绪、思维、意识、行为及生活习惯、人际关系、饮食睡眠等多个方面。它能较准确地评估患者的自觉症状，较准确地反映患者的病情及其严重程度，可以广泛应用于精神科和心理咨询门诊，作为评估来访者心理问题的一种重要手段。也可以应用于综合性医院，以了解躯体疾病患者的精神症状。SCL－90共有90个项目，每个项目均采取5级评分制。无：自觉没有该项症状。轻度：自觉有该项症状，但对被试者无实际影响或影响轻微。中度：自觉有该项症状，对被试者有一定影响。相当重：自觉经常有该项症状，对被试者有相当程度的影响。严重：自觉该症状的频率和强度都十分严重，对被试者影响严重。

SCL－90包括9个因子，分别为躯体化、强迫症状、人际关系敏感、抑郁、焦虑、敌对、恐怖、偏执和精神病性。此外，有7个项目不能归入以上因子，一般将它们归入因子10“其他”中。SCL－90有多个统计指标，最常用的是总分和因子分。总分是90个单项分相加之和，能够反映病情的严重程度，它的变化可以反映病情的演变；因子分可以反映症状群的特点，并反映靶症状群的治疗效果。根据总分、阳性项目数、因子分等评分结果情况，可判定被试者是否有阳性症状、心理障碍或是否需进一步检查。因子分越高，反映被试者症状越多，障碍越明显。

（二）抑郁自评量表

抑郁自评量表（self－rating depression scale，SDS）由美国Zung于1965年编制而成。量表操作方便、易于掌握，能有效地反映有无抑郁症状及其严重程度和治疗中的变化，特别适用于综合性医院以发现抑郁症患者，也可用于流行病学调查。抑郁自评量表共有20个项目，反映抑郁状态的4种特异性症状：精神性－情感症状、躯体性障碍、精神运动性障碍、抑郁的心理障碍。每个项目后有1～4四级评分选择：很少有该项症状；有时有该项症状；大部分时间有该项症状；绝大部分时间有该项症状。评定时间为最近一周内，由被试按照量表说明进行自我评定，依次回答每个题目。

自评结束后将所有项目得分相加，即得到总分。抑郁自评量表主要的统计指标是总分。20个项目的分数相加即得到原始粗分，以原始粗分乘以1.25，取整数部分即得到标准总分。记分时要注意量表中的反向评分题目。中国常模总粗分分界值为41分，标准分分界值为53分。即总分超过41分可考虑筛查阳性，即可能存在抑郁倾向，需要进一步检查。抑郁严重指数＝总分/80，指数越高，反映抑郁程度越高。

（三）焦虑自评量表

焦虑自评量表（self－rating anxiety scale，SAS）由美国Zung于1971年编制而成。量表从构造的形式到具体评定方法都与抑郁自评量表相同。焦虑自评量表用于有无焦虑症状及其严重程度的评定，能准确反映有焦虑倾向的精神患者的主观感受。适用于有焦虑症状倾向的成年人，已经作为心理咨询门诊了解来访者焦虑症状的常用自评工具，也适用于流行病学调查。焦虑自评量表由20个陈述句或相应的问题条目组成。每个问题条目均按1～4四个等级评分：很少有该项症状；有时有该项症状；大部分时间有该项症状；绝大部分时间有该项症状。评定时间为最近一周内。

焦虑自评量表的主要统计指标也是总分。总粗分的分界值为40分，标准分为50分。即总分超过40分可考虑筛查阳性，即可能存在焦虑倾向，需要进一步检查。总之，SAS是评价焦虑相当简便的临床工具。国外研究认为SAS能较准确地反映有焦虑倾向的心理障碍患者的主观感受。但是SAS无法鉴别神经衰弱、抑郁症、焦虑症的严重性和特殊性，必须同时运用其他自评量表。

（四）生活事件量表

生活事件对心身健康的影响日益受到人们的重视，许多研究报告了生活事件与某些疾病的发生、发展或转归的相关关系。

1．目的　生活事件量表（life event scale，LES）的使用目的是对精神刺激进行定性和定量。

2. 作用

（1）甄别高危人群，预防精神障碍和心身疾病，对 LES 分值较高者加强预防工作。

（2）指导正常人了解自己的精神负荷，维护心身健康，提高生活质量。

（3）用于指导心理治疗、危机干预，使心理治疗和医疗干预更具针对性。

（4）用于神经症、心身疾病、各种躯体疾病及重性精神疾病的病因学研究，可确定心理因素在这些疾病发生、发展和转归中的作用分量。

3. 适用范围 LES 适用于 16 岁以上的正常人、神经症、心身疾病、各种躯体疾病患者以及自知力恢复的重性精神病患者。

4. 使用方法和计算方法 LES 是自评量表，含有 48 条我国较常见的生活事件，包括三个方面的问题。一是家庭生活方面（28 条），二是工作学习方面（13 条），三是社交及其他方面（7 条），另设有 2 条空白项目，供当事者填写已经经历而表中并未列出的某些事件。填写者须仔细阅读、领会指导语，然后逐条过目。根据调查者的要求，将某一时间范围内（通常为一年内）的事件记录下来。有的事件虽然发生在该时间范围之前，如果影响深远并延续至今，可作为长期性事件记录。对于表上已列出但并未经历的事件应一一注明“未经历”，不留空白，以防遗漏。然后，由填写者根据自身的实际感受而不是按常理或伦理道德观念去判断那些经历过的事件对本人来说是好事或是坏事、影响程度如何、影响持续的时间有多久。一过性的事件如流产、失窃要记录发生次数，长期性事件如住房拥挤、夫妻分居等不到半年记为 1 次，超过半年记为 2 次。影响程度分为 5 级，从毫无影响到影响极重分别记 0、1、2、3、4 分。影响持续时间分三月内、半年内、一年内、一年以上共 4 个等级，分别记 1、2、3、4 分。

生活事件刺激量的计算方法：

（1）某事件刺激量 - 该事件影响程度分 × 该事件持续时间分 × 该事件发生次数。

（2）正性事件刺激量 - 全部好事刺激量之和。

（3）负性事件刺激量 - 全部坏事刺激量之和。

（4）生活事件总刺激量 - 正性事件刺激量 + 负性事件刺激量。

另外，还可以根据研究需要，按家庭问题、工作学习问题和社交问题进行分类统计。

5. 结果解释 LES 总分越高反映个体承受的精神压力越大。95% 的正常人一年内的 LES 总分不超过 20 分，99% 的不超过 32 分。负性事件的分值越高对心身健康的影响越大，正性事件分值的意义尚待进一步研究。

（五）护士用住院患者观察量表

1. 目的及作用 护士用住院患者观察量表（nurses' observation scale for inpatient evaluation，NOSIE）由临床护士依据对住院患者病情纵向观察，对患者的行为障碍、病情的演变及治疗效果进行客观评定，为临床治疗、护理及精神药理学研究提供科学依据。此量表由 Honigteld G 等于 1965 年编制，为 80 项版本，广泛应用的为 30 项版本，简称为 NOSIE - 30。

2. 注意事项 由经过量表评定训练的护士任评定员，最好是患者所在病室的护士，根据对患者的连续观察进行评定。量表作者原先规定评定的时间范围为以往 3 天，但可以根据研究和临床的需要自行规定。原先还规定需有 2 名评定员独立评分，这也可以根据实际的需要和可能灵活掌握。

3. 结果评定　评定内容共30项。NOSIE中，每项为一描述性短语，如肮脏、对周围环境有兴趣、自觉抑郁沮丧等。本量表为频度量表，按照具体现象或症状的出现频度，分0~4分5级进行评分：0分，无；1分，有时是或有时有；2分，较常发生；3分，经常发生，4分，几乎总是如此。

4. 结果分析　包括因子分、总积极因素分、总消极因素分和总分。本系统采用的分析方法是根据量表作者1975年对2415名精神分裂症住院患者的NOSIE评定因子分析结果，并稍加修正。

5. 应用评价　本量表适用于住院的成年精神病患者，特别是慢性精神病患者，包括老年期的痴呆患者。它是护士用精神科量表中最普遍的一种。

综合测试

一、A1型题

1. 临床心理评估所遵循的原理、方法及原则，一般不涉及的领域
   A. 管理学　B. 心理学　C. 社会学　D. 医学　E. 教育学
2. 临床心理评估的主要功能不包括
   A. 评估干预效果　B. 提供干预依据　C. 筛选干预对象
   D. 促进护患沟通　E. 区分心理干预等级
3. 心理评估者应具备的心理素质条件
   A. 观察能力　B. 智能水平　C. 自我认识能力
   D. 人际沟通能力　E. 临床护理能力
4. 心理评估的基本程序不包括
   A. 确定评估目的　B. 当前心理问题　C. 心理测验
   D. 整理资料　E. 收取评估费用
5. 通过晤谈、访问、座谈或问卷等方式获得资料，并加以分析研究，了解被评估者心理特征的一种研究方法
   A. 调查法　B. 观察法　C. 会谈法
   D. 作品分析法　E. 心理测验法
6. 根据测验功能分类
   A. 智力测验　B. 操作测验　C. 投射测验
   D. 文字测验　E. 非文字测验
7. 根据测验的组织方式分类
   A. 个别测验　B. 操作测验　C. 投射测验
   D. 文字测验　E. 洛夏墨迹测验
8. 艾森克人格问卷（EPQ）编制的理论是根据人格的
   A. 特质理论　B. 三维理论　C. 神经学理论
   D. 精神学理论　E. 性格理论
9. 采用观察法评估患者，直接观察的时间适宜
   A. 5~10分钟/次　B. 10~30分钟/次　C. 30~60分钟/次
   D. 1~2小时/次　E. 1.5~2小时/次

10. 艾森克人格问卷的分量表之“E量表”即该问卷

A. 精神质维度　　B. 内－外向维度　　C. 掩饰量表

D. 神经质维度　　E. 气质量表

二、名词解释

1. 心理评估　2. 心理测验　3. 调查法　4. 观察法　5. 个别测验

三、填空题

1. 临床心理学的两个基本任务是________和________。
2. 心理评估的使用者必须具备一定的________，达到一定的________。对心理评估者的要求包括________和________两个基本方面。
3. 量表是由一些经过精心选择的、一般能较正确而可靠地反映人的某些________或________所组成。
4. 因为心理测验是一种数量化手段，因此必须把________贯彻于始终。
5. 心理品质包括________和________等内容，如情绪状态、记忆、智力、性格等。
6. 心理评估常用的方法________、________、________、作品分析法和心理测验法。
7. 进行心理测验时必须遵循原则：标准化原则、________和________。

（崔巧玲）

第五章　心理咨询与心理治疗

【学习目标】

掌握：心理咨询与心理治疗的概念、对象和基本原则。

熟悉：心理咨询与心理治疗的区别与联系；心理咨询与心理治疗的普遍性技术；精神分析疗法、行为疗法和认知疗法的理论基础和基本技术。

了解：心理咨询与心理治疗的分类；其他心理治疗方法。

第一节　心理咨询

一、概念

（一）心理咨询的概念

心理咨询（psychological counseling）是指受过专业训练的咨询师运用心理学的理论与技术，通过特殊的人际关系，帮助来访者解决心理问题，提高适应能力，促进人格健全发展的过程。该概念包含如下涵义：

1. *由专业人员完成*　心理咨询师必须受过严格的专业训练，具备专业知识和技能，并且获得执业资格方可从事该项工作。

2. *依据心理学的理论知识和技术*　心理咨询师使用一般性咨询原则或某个具体疗法（如精神分析、认知、行为或人本主义等）的理论和技术，让来访者认识自我、接纳自我、调节自我、开发自我，使其建立新的认知结构，学习新的行为，掌握解决问题的技能。

3. *通过特殊的人际关系来实现*　心理咨询要求互动双方在咨询过程中建立起以咨询为目的，密切、有感情交流的职业性帮助关系。人本主义心理学家罗杰斯把咨询关系看作是来访者改变和成长的原动力。目前，与来访者建立良好的人际关系已经成为心理咨询的普遍共识，亦成为影响咨询效果的重要因素。

4. *处理的是心理问题*　心理咨询处理来访者的心理问题，而非现实生活问题。咨询师不能代替来访者做决定，亦不能替代其处理现实生活问题，而是帮助来访者解决或处理其心理问题，提升其心理能力，从而让获得心理成长的来访者自己去处理其现实生活问题，即“助人自助”。

为了更好地发掘对方的潜力、帮助其成长，通常称前来寻求咨询的人为来访者或求助者，港台亦称“咨客”（即寻求咨询的客户），而不称患者或病人；而提供咨询的人称咨询师，而不称医生。

（二）心理治疗的概念

心理治疗（psychotherapy），也称精神治疗，指受过训练的专业人员运用心理学的理论和方法，以良好的治疗关系为桥梁，影响或改变求助者的认知、情感和行为，消除或缓解患者心理的问题，促进其人格向着健康、协调的方向发展的过程。

心理治疗包括如下要素：治疗师必须是受过职业训练的专业人员，并在治疗过程中使用心理学知识和技能；心理治疗的对象是具有一定精神、躯体或行为问题的人，但不包括急性期精神障碍患者；良好的治疗关系对心理治疗具有重要意义；心理治疗需要影响或改变求助者的认知活动、情感和行为，解除求助者的心理痛苦，促进其人格的健康发展。

随着积极心理学的影响，心理治疗过程中的双方，并不被称为医生和患者（或病人），而是倾向于称为治疗师和求助者（或来访者）。

二、区别与联系

> **课堂互动**
>
> 在我国城乡各地都可以看到算命先生，在城市中，算命先生常集中于各大医院附近。有人戏言，算命先生即是具有中国特色的心理咨询师。你如何看待算命？它等同于心理咨询吗？

（一）心理咨询与心理治疗的区别

心理咨询与心理治疗的区别主要表现为如下几方面：

1. 对象不同　心理咨询的对象是有心理困扰的正常人，而心理治疗的对象是有心理障碍的求助者。就整体而言，个体的心理状态是连续的、逐渐变化的，心理绝对不正常或绝对正常者均极少，多数人处于从正常到不正常的连续体的灰色区域（图 5－1）。心理咨询的对象更接近心理正常端，心理治疗的对象更接近于心理不正常端，二者的心理状态层次不同。具体而言，心理咨询最一般、最主要的对象是健康人群或在适应和发展方面发生困难的正常人；而心理治疗的对象包括躯体疾病患者、心身疾病患者、精神病患者、具有各类行为问题和适应性心理障碍的求助者。

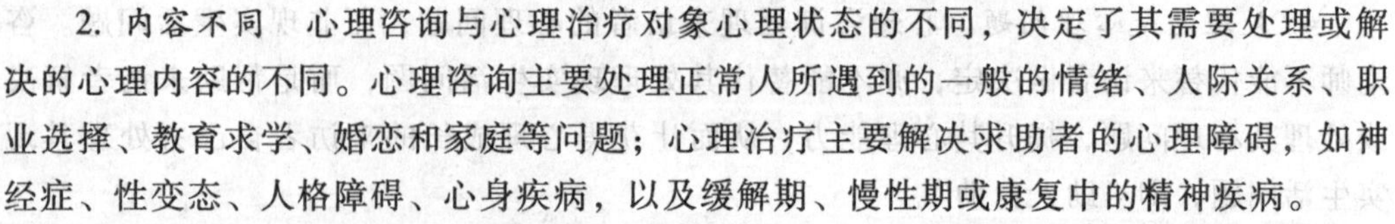

图 5－1　心理咨询与心理治疗的对象区别

2. 内容不同　心理咨询与心理治疗对象心理状态的不同，决定了其需要处理或解决的心理内容的不同。心理咨询主要处理正常人所遇到的一般的情绪、人际关系、职业选择、教育求学、婚恋和家庭等问题；心理治疗主要解决求助者的心理障碍，如神经症、性变态、人格障碍、心身疾病，以及缓解期、慢性期或康复中的精神疾病。

3. 模式不同　心理咨询主要遵循发展与教育的模式，侧重于通过对来访者的支持、启发、教育和引导，使来访者摆脱心理困扰，增强适应能力，充分开发潜能，提高发展水平。心理治疗通常遵循生物－心理－社会健康模式，侧重于分析与矫正、消除症状、重塑人格，从而使求助者恢复正常的生活。

（二）联系

1. 概念上颇多相似　尽管有上述不同，但从其概念看，心理咨询与心理治疗并没有本质的区别。心理咨询和心理治疗的从业人员均为受过职业培训的专业人士；其依据的均为心理学的理论知识和技术方法；处理或解决的均是心理学范畴的问题，而非现实生活问题；都强调咨询师与来访者之间或者治疗师与求助者之间良好的人际关系，以及对来访者或求助者心理成长的影响等。

2. 实际工作中难分彼此　心理咨询师最常去的工作场所是教育机构，从事心理咨询、心理健康教育或学术工作等。他们也到医院、康复中心、精神卫生中心、监狱或戒毒所、工厂等从事咨询或督导工作。心理治疗师最常见于在医院或诊所从事心理治疗工作，但他们也往往从事研究生或本科生教学、临床督导、学术研究，还可能短期或者长期为某个机构（如医院、公司或其他企事业单位等）的职员提供帮助，从临床案例到公司事务、人事和利润等，无所不包。

鉴于心理咨询和心理治疗之间存在的种种理论和实际联系，在本章后文的表述中，除非特别指出，均以心理咨询兼指心理咨询和心理治疗，以来访者兼指来访者和求助者。这样的表述是在考虑二者联系基础上的行文方便，并不否认二者实际存在的区别。

三、分类

由于心理咨询与心理治疗之间的密切联系，二者在分类上也具有一定的重叠或共同之处。若将心理干预整体视为一个连续体，二者均为心理干预的一种形式，又互相延伸至对方。

（一）共同分类

心理咨询和心理治疗都可以从下述角度进行分类。

1. 按对象分类

（1）个别咨询　指咨询师与来访者之间的单独咨询。这是心理咨询最常见的形式，其优点是针对性强、保密性好、效果明显，但咨询成本较高，需要双方投入较多的时间、精力。

（2）家庭咨询　要求家庭成员同时参与，通过改变家庭成员围绕心理问题所表现出来的交往方式，从而解除问题，促进家庭健康发展的一种咨询理论和方法。家庭咨询认为，心理问题的形成源于家庭成员的不良交往方式，即便不是如此，心理问题的维持也是家庭成员不良交往方式强化的结果，通过改变家庭成员的不良交往方式可以达到解除问题的目的。

（3）团体咨询　亦称集体咨询、小组咨询。是以多名有类似心理问题的来访者群体为对象，在同一时间、地点，由1~2名心理咨询师实施咨询。其突出的优点是咨询面广、咨询成本低，对某些心理问题或心理障碍效果明显优于个别咨询。不足之处是同一类问题也可能因个体差异而表现出明显的个体性，单纯的团体咨询往往难以兼顾每位个体的特殊性。

2. 按心理学流派分类　这是依据从业者使用的理论和技术流派不同而进行的分类。心理咨询的理论与技术流派众多，目前影响较大的有精神分析学派、行为学派和认知学派等。随着时代的发展，各个学派开始不断分化并相互融合，衍生出多种咨询理论和技术。1986年有学者报告有400多种心理治疗学派。实践经验和科学研究表明，没有哪一种单一的理论和方法能解决所有的心理问题，应根据不同情况选择不同的方法，或同时采用几种不同的方法。因此，心理咨询理论与方法的兼容和整合已经成为一个总的趋势。

（二）连续性分类

1. 发展性心理咨询　帮助来访者更好地认识自己，充分开发自身潜能，增强适应能力，提高学习和生活质量，促进人的全面发展。咨询的内容广泛，如工作、学习、恋爱、婚姻、家庭生活、职业选择等。工作地点一般为非医疗机构，如学校、社区、企业等。

2. 适应性心理咨询　帮助来访者缓解因生活、学习和工作环境所致的心理困扰与冲突，提高适应社会的能力。来访者基本健康，但有明显的心理矛盾和内心冲突。咨询的目的是为了排除心理困扰，减轻心理压力，提高适应能力。工作地点一般也为非医疗机构。

3. 障碍性心理咨询　是指对存在程度不同的非精神病性心理障碍、心理生理障碍者的咨询，以及对某些早期精神病患者的诊断、治疗或康复期精神病患者的心理治疗。重点是消除或控制症状，克服心理障碍，促进心理健康，预防复发。工作地点一般为专门的心理卫生机构、综合性医院下设的心理咨询机构、社区心理卫生机构以及由专业人员开设的私人诊所等。

上述分类中，发展性心理咨询相当于一般意义上的心理咨询，而障碍性心理咨询更相当于一般意义上的心理治疗，适应性心理咨询则既可被认为是心理咨询，也可被认为是心理治疗。

（三）心理咨询的特有分类

专指一般意义上的心理咨询分类，依据是咨询形式。

1. 门诊咨询　心理咨询最常见的方式。如在专科医院、综合性医院或个人开业的咨询室里，咨询师与来访者当面交流，实时引导，咨询效果好，但不利于异地咨询。

2. 现场咨询　指咨询师在学校、机关、企业、部队、社区、医院病房等，现场对来访者提出的各种心理问题给予咨询帮助。现场咨询对那些只有心理问题，或虽有心理障碍，但本人由于各种原因又不能到门诊进行咨询的人最为合适。

3. 信函咨询　指咨询师根据来访者来信描述的情况或提出的问题，以通信方式进行咨询。优点是简单方便，尤其是对异地或不愿面见咨询师的来访者非常适合。缺点是来访者对自己的问题的阐述可能不够全面、深入或准确，且来去信耗时较多，不利于问题的解决。

4. 专栏咨询　指针对公众关心的一些较为普遍的心理问题，通过报刊、杂志、电台、电视台等大众传播媒介进行专题讨论和答疑。随着互联网的发展，专栏咨询又逐渐扩展到专门的网站或网页上进行。这种方式便于普及心理卫生知识，影响面广，缺点是针对性差。

5. 电话咨询　指用电话的方式开展咨询。主要适用于心理危机或有自杀观念、自杀行为的人。但由于缺乏咨询师与来访者之间面对面的直接交流，难以进行准确的心理评估，限制了咨询师的干预能力。

6. 互联网咨询　指借助互联网进行咨询。这是近年来逐渐兴起的一种新型的咨询方式。对于那些由于个人身体条件、地域环境的限制而不能直接、方便地寻求心理咨询者，以及由于个人生活风格、认知习惯，不愿意面对咨询师的人们来说，互联网心理咨询尤为必要。

四、基本原则

1. 保密原则　保密原则要求咨询师尊重来访者的权利和隐私，包括妥善保管来往信件、测试结果和相关档案等；不在任何场合谈论或公布来访者的隐私；专业学术交流的研究报告中若需用到来访者个案，需征得其知情同意，并隐去其基本个人信息。但是，当来访者有自杀企图或蓄谋伤害他人、危害社会安全，以及6岁以下未成年儿童遭受乱伦、强暴、虐待或类似困境以及来访者需要紧急送医院治疗等情景时，咨询师应及时和有关人士和部门取得有分寸、负责任的联系。保密原则的前提是以来访者利益为重的同时不危及他人和社会的利益。

2. 整体性原则　整体性原则要求咨询师具备“生物－心理－社会”的整体健康观。引起来访者心理困扰的因素是多方面的，是生理、心理、社会诸因素交互作用的结果。咨询师应综合考虑是否需要结合其他可利用的能增加疗效的处理方法，如果这些处理方法超出了咨询师的能力或权力范围，应告知来访者获得这些处理方法的途径。

3. 限时性原则　限时性原则主要指双方需要约定单次咨询时间和咨询间隔时间的长度，并在每次咨询时遵守该约定，不得随意延长或缩短。通常，个体咨询单次时间以40～60分钟为宜（初次接待时间可以适当延长），团体或家庭咨询的单次时间以60～90分钟为宜，太短或太长均不利于问题的解决和来访者的成长。

4. 助人自助的原则　问题解决的过程给来访者提供了学习和成长的机会，但问题解决必须有来自来访者的努力——领悟、认识、练习或者掌握某项技能。咨询师需向来访者阐明这一点，并在咨询中通过提升来访者的心理能力而使其学会理性地处理自己的现实问题。

5. “来者不拒、去者不追”的原则　指心理咨询师不得拒绝其业务范围内的任何求助者，但也不必主动提出为来访者做咨询，心理咨询需由来访者自己主动或自愿提出。该原则强调了来访者的咨询动机和咨询师无条件接纳来访者的重要性。实践表明，相对于主动求助者，被动求助者表现出较差的依从性，较少做出建设性的改变，其咨询或治疗效果也较差。

6. 中立性原则　心理咨询要能够对来访者有所助益，需要咨询师客观、中立地观察、分析来访者的问题，并给予合理的引导。这要求咨询师不得与来访者建立除咨询以外的任何关系，也不得在咨询室以外从事任何与咨询无关的活动——因为任何其他关系或活动都将使咨询师与来访者之间多多少少有这样或那样的情感或利益纠葛，从而对咨询产生消极的影响。

7. 预约制　心理咨询实行预约制，即来访者不能随时来就随时接受心理咨询服务，而需提前预约好时间，并保证准时赴约，如果来访者或咨询师有事确实不能准时赴约，均需提前告知对方取消预约。

> **课堂互动**
>
> 作为普通临床科室护士，你所必须遵循的护理伦理规范与上述心理咨询基本原则有何区别与联系？

预约制有助于使来访者意识到自己需要花特定的时间来处理自己的心理问题，而咨询师也是在很正式地对待其问题，从而有助于规范来访者可能存在的紊乱的行为模式，提升其咨询依从性，最终促进问题解决并获得良好的咨询效果。

五、基本程序

心理咨询程序是心理咨询师帮助来访者解决问题的过程。无论采用哪种咨询方法，无论咨询次数多少、时间长短，一般都要经历以下几个阶段。

（一）问题探索阶段

这是进行咨询的初始阶段，主要有如下任务。

1. 建立良好的咨询关系　这是心理咨询的核心内容之一，是心理咨询能否继续下去的重要条件，也是影响咨询效果的重要因素。通常需要咨询师做到对来访者尊重、温暖、真诚、共情和积极关注。本书将在下一节简要介绍心理咨询技术。

2. 收集资料　包括一般资料和与来访者目前心理问题相关的背景资料。一般资料包括来访者的一般情况（如姓名、性别、年龄、职业、学历、民族等）、家庭环境、健康状况（如果来访者伴有躯体症状或临床疾病，还要询问其病史、体检或化验的情况，切实了解来访者的健康状况）、主要生活经历、重大生活事件等。与目前心理问题相关的背景资料包括来访者幼年成长环境、个性特征、人际关系状况等。

3. 心理诊断　在排除精神疾病、躯体疾病（包括神经系统的器质性病变）后作出诊断，是心理问题还是心理障碍及其性质和程度。若不能排除上述疾病，需判断其与目前心理问题或心理障碍的主次或从属关系。

4. 巩固求助动机　咨询者应该适当地向来访者解释心理咨询的目的、原则、方法与效果，并通过鼓励、支持和引导等帮助来访者树立咨询的信心。

（二）分析认识阶段

此阶段主要是心理咨询师帮助来访者分析心理问题，包括辨明来访者问题的类型与根源、性质和严重程度；并与来访者共同商定咨询目标，调动来访者配合的积极性；并共同协商制定咨询计划，设计咨询方案等。

（三）实施咨询方案阶段

这是心理咨询的核心阶段，咨询人员应在建立良好咨询关系的基础上，通过倾听、提问、鼓励和重复等参与性技术和面质、解释、指导、表达等影响性技术，以及咨询师采用的具有针对性的咨询技术，与来访者一起实施咨询方案，从而恢复其心理平衡，解决心理问题，实现学习和成长。

（四）巩固结束阶段

这一阶段的工作包括对咨询过程和成果进行回顾和总结，使来访者意识到自己的成长与改变；与来访者讨论咨询的结束，处理因结束而产生的情绪，使来访者接纳咨询结束这个现实；与来访者讨论结束以后的处理，包括以后再遇到类似困扰该如何处理，并鼓励来访者将咨询过程中学到的知识和处理问题的技能运用到咨询室以外的日常生活、学习和工作中去，提升来访者的问题迁移能力。

六、普遍性技术

在心理咨询领域存在一些影响咨询效果的普遍性技术。在专业培训中，通常将其分为用于建立良好咨询关系的技术、参与性技术和影响性技术。对于临床护士，领会并运用这些专业技术对于提升护患关系、争取患者的积极配合、促进患者的顺利康复很有帮助。

（一）建立良好咨询关系的技术

包括尊重、热情（又称温暖）、真诚、共情和（积极）关注5方面，简称“十字方针”。

1. 尊重　尊重是心理咨询师理性对待来访者心理问题的表现，要求咨询师无条件地接纳来访者的一切；平等地看待咨询师与来访者之间的关系，不厚此薄彼、轻视或奉承来访者；保护其隐私；怀着真诚的心、真诚的情感和真诚的态度对待来访者。

2. 热情　咨询师需在咨询过程中表现出浓厚的助人情感，并且是其助人愿望的真诚流露。咨询师需在初次接待时打好热情的基础，在后续咨询中通过倾听和非语言行为表达热情。在咨询中，认真、耐心和不厌其烦是热情的最好表达。

3. 真诚　要求咨询师以“真实的我”“真诚的我”帮助来访者，没有防御和伪装，不把自己隐藏在专业角色下，不带着“咨询专家”的假面具，表里如一、真实可信地置身于与来访者的关系中。

4. 共情　共情是指咨询师体验来访者内心世界的能力。其含义包括：第一，咨询师通过来访者的言行，深入对方内心去体验其情感与思维；第二，咨询师借助知识经验，把握来访者的体验与其经历和人格之间的联系，更深刻地理解来访者的心理及其问题的实质；第三，咨询师运用咨询技巧，向来访者传达自己对其体验和问题的理解，影响对方并取得反馈。

5. 积极关注　指咨询师对来访者言语和行为的积极、光明和正性方面给予的关注。积极关注要求咨询师能够辩证、客观地看待来访者，并帮助来访者也辩证、客观地看待自己。这通常需要咨询师善于发现来访者身上存在的积极方面，并真诚地表达出来。

课堂互动

一位发现丈夫有婚外情的妻子，自己内心很苦恼，她对咨询师说：“我发现丈夫有婚外情后，很想离婚，但想到孩子还小，一旦离婚，孩子缺爹少娘的，就下不了离婚的决心，我为此非常苦恼。”咨询师该如何共情？

咨询师首先需要思考该来访者的矛盾是什么。发现丈夫有婚外情后，来访者想到的处理方式是离婚，但对孩子而言，离婚后家庭就不完整了。因此其主要矛盾是离婚与家庭完整之间的矛盾，实际上这也暗含着来访者追求自身幸福与保障孩子幸福之间的矛盾。

接下来，咨询师还要思考来访者的话传递出什么情绪。可以推测，来访者可能具有被丈夫背叛的痛苦、恼怒、愤恨、抑郁和自怜等情绪，也有对孩子未来健康成长的焦虑情绪。

还要分析这段话传递出来访者的哪些积极方面。在来访者看来离婚会导致孩子缺爹少娘，这至少提示来访者具备作为父母的责任感，希望为孩子营造一个完整的家庭。另外，发现丈夫有婚外情后，来访者想到了离婚，无论这是否是最佳的选择，都提示来访者有追求自己幸福的动机，这是积极的力量。综上分析，如果你是咨询师，你将如何回应来访者？

（二）参与性技术

1. 倾听　倾听是在接纳来访者的基础上，积极地听、认真地听、关注地听，并在倾听时适度参与。咨询师在倾听过程中需要全神贯注，并不时通过身体姿势、面部表情、语言等给予反应，让对方知道咨询师很在意他/她说的，在认真地听。同时，咨询师还需思考来访者表达了什么，问题的实质是什么，如何验证自己的判断，如何引导其谈话方向等。

2. 提问　包括开放式提问技术和封闭式提问技术。开放式提问技术指咨询师提出的问题没有预设的答案，来访者也不能简单地用一两个字或一两句话来回答，从而可以尽可能多地收集来访者的相关信息。常用句型为："这事是怎么发展的呢""你当时都做了哪些努力""你是怎么看待这些事情"等。

封闭式提问技术指咨询师提出的问题带有预设的答案，来访者不需要展开阐述，如使用"是不是""对不对""有没有""要不要"等词进行提问。封闭式提问可以让咨询师明确某些问题，但过多使用可能使来访者陷于被动回答之中。

3. 鼓励　指咨询师通过语言等鼓励来访者进行自我探索和改变。具体可表现为咨询师直接重复来访者的话，或用"嗯""不错，继续说下去""后来呢"等简短的句词强化来访者叙述的内容，或者通过咨询师鼓励赞赏的眼神、理解性的点头、前倾的身体姿势等鼓励其进一步表达。

4. 重复　指咨询师直接重复来访者刚刚陈述的某句话，引起来访者对自己某句话的重视或注意，以明确要表达的内容。重复技术有助于咨询师澄清来访者表达中令人不解、与事实不符或与常理不符之处。

5. 反应　包括内容反应技术和情感反应技术，指咨询师把来访者陈述的主要内容或有关情绪情感经过概括、综合与整理后，用自己的话反馈给来访者，以达到加强理解、促进沟通的目的。

6. 具体化　指咨询师帮助来访者清楚、准确地表述其观点、概念、情感以及所经历的事情。因为各种原因来访者所叙述的思想、情感、事件等常常是模糊、混乱、矛盾、不合理的，使其问题变得更为复杂、纠缠不清，这常常是引起来访者困扰的重要原因。咨询师借助具体化技术帮助来访者澄清这些模糊观念与问题，同时也使来访者弄清自己的所思所感，从而促进咨询的有效进行。

（三）影响性技术

1. 面质　指咨询师指出来访者身上存在的矛盾，促进来访者的探索，最终实现其言语和行动的统一、理想自我与现实自我的一致。由于面质具有一定的威胁性，使用时务必谨慎、适当。其注意事项包括：要有事实根据作为前提；避免演变为咨询师发泄情绪乃至攻击对方的工具或理由；要以良好咨询关系为基础，在关系不确定时可进行尝试性面质，如"我不知道我是否误会了你的意思，你似乎说……"。

2. 解释　指咨询师运用心理学理论描述来访者的思想、情感和行为的原因、实质等，或对某些抽象复杂的心理现象、过程等进行解释。该技术能帮助来访者从一个新的、更全面的角度来重新面对困扰、周围环境和自己，并加深对自己心理的领悟和认识，促进变化的产生。

3. 指导　指咨询师直接引导、指示来访者做某件事、说某些话或以某种方式行动。

这是对来访者影响力最显著的一种咨询技术。如行为主义学派的自信训练、社交训练等。为了促进训练的有效性，通常需要咨询师与来访者一起商定具体的训练步骤，并讨论该训练在咨询室外进行时可能存在的困难、解决方法，还可以通过角色扮演在咨询室里进行演练，从而提升训练效果。

4. 表达　包括情感表达技术和内容表达技术。情感表达技术指咨询师将自己的情绪、情感以及对来访者的情绪情感等，告知来访者，以影响来访者。通常，咨询师只表达对来访者的正性情感表达，而不做负性情绪的表达。内容表达技术指咨询师传递信息、提出建议、提供忠告、给予保证、进行解释和反馈等，以影响来访者，促进咨询目标的实现。

5. 自我表露　也称“自我暴露”，指咨询师将自己的情感、思想或经验拿出来与来访者分享，或开放对来访者的态度、评价等，或开放与自己有关的经历、体验、情感等。自我表露使来访者感到咨询师也是普通人，自己的困扰也不那么特殊、唯一，也是能够获得解决的。自我表露需建立在一定的咨询关系上，并有一定的会谈背景，其表露的内容、深度、广度都应与来访者的问题有关。

课堂互动

影片《心灵捕手》（Good Will Hunting）讲述了一个名叫威尔（Will Hunting）的麻省理工学院的清洁工的故事。威尔在数学方面有着过人的天赋，却是一个叛逆的问题少年。在心理咨询师和朋友的帮助下，威尔最终把心灵打开，消除了人际隔阂，并找回了自我和爱情。该片细腻地展示心理咨询的原则、过程和普遍性技术，同时也展示了来访者与咨询师的共同成长，是初学者形象直观地认识心理咨询的“教学片”。请在观看该片的基础上，思考如下问题：

1. 威尔具有哪些心理特点？其心理问题的实质是什么？

2. 关于第一次心理咨询

（1）威尔的咨询动机如何？是否符合心理咨询的基本原则？

（2）该咨询师做得好的地方有哪些？体现了心理咨询的什么普遍性技术？

（3）该咨询师做得不好的地方有哪些？体现了心理咨询的什么普遍性技术？

3. 关于催眠师

（1）威尔的咨询动机如何？

（2）催眠师违背了心理咨询的什么基本原则？

4. 与尚恩（Sean Maguire）教授第一次会面

（1）威尔的咨询动机如何？

（2）尚恩教授与前面两位咨询师明显不同的做法有哪些？为什么要这样做？

（3）尚恩教授为什么失败了？尚恩教授有什么心理问题？

5. 与尚恩教授第二次会面

（1）尚恩教授把威尔带到湖边，说的那长长的一段话（也是本片的经典对白）有何目的？有效果吗？

（2）此处的经典对白对你自己的生活和人生有何启示？

6. 与尚恩教授第三次会面

尚恩为何选择了沉默？这体现了心理咨询的什么技术？

7. 与尚恩教授第四次会面

（1）尚恩教授为什么要睡觉？

（2）尚恩教授为什么向威尔讲自己妻子的故事？这是什么技术？有何好处？

（3）本次咨询，尚恩向威尔传递了什么信息？

（4）"Time Over"体现了心理咨询的什么基本原则，有何意义？

8. 与尚恩教授的第五次会面

（1）本次咨询中，威尔有了明显的积极改变，试分析原因。

（2）尚恩教授采用了哪些技术？

9. 与尚恩教授的第六次会面

（1）本次咨询中，威尔出现了什么状况？为什么会这样？

（2）尚恩教授使用了什么技术？为什么可以这样做？

10. 与尚恩教授的第七次会面

（1）尚恩教授使用了什么技术？

（2）威尔获得了什么样的成长？

11. 与尚恩教授的第八次会面

（1）两人关于告别拥抱的谈话反映了心理咨询的什么原则？

（2）尚恩教授获得了什么样的成长？

（3）威尔与尚恩教授的共同成长说明了什么？

12. 其他问题

（1）在威尔与尚恩教授第七次会面之前，蓝波（Gerald Lambeau）教授与尚恩发生了激烈的争执。他们为什么会产生争执？该争执反映了心理咨询的什么原则？

（2）除了心理咨询的知识，该片还给予你什么启示？

第二节　心理治疗

随着实践和研究的深入，不同派别疗法之间的界限日益模糊，普遍性技术成为影响治疗效果的重要因素。尽管如此，熟悉各个疗法的基本理论与主要技术，有助于临床护士从不同的角度认识正常和异常心理，并根据护理对象的心理特征有针对性地选用不同的技术开展心理护理。根据长期形成的表达习惯，本节使用"疗法"来表述各个具体心理干预方法。实际上，这些"疗法"也被广泛地用于心理咨询中，除了表达上的差异，并无本质区别。

一、精神分析疗法

精神分析疗法（psychoanalytic therapy）由奥地利精神病学家弗洛伊德创立。该疗法以心理动力学理论为基础，主张通过内省的方式，以自由联想、精神疏泄和分析解释的方法，把压抑在"无意识"中的某些幼年时期的精神创伤或痛苦的体验挖掘或暴露出来，从中发现心理障碍的根源，启发并帮助患者彻底领悟并认识，从而改变原有的病理模式，重建自己的人格，达到治疗的目的。

（一）基本理论

1. *潜意识理论* 弗洛伊德将人类的心理活动分为意识、前意识和潜意识三大层次。意识是人们能直接感受到的心理活动内容，是心理能量活动浮于表面的部分，被比作冰山位于海平面以上的部分。潜意识又叫无意识，是人们没有意识到的深层心理活动，包括原始冲动和本能，这些内容因为同社会道德标准相悖，无法直接得到满足，只好压抑在潜意识中。它虽然不被意识所知觉，但它是整个心理活动中最具动力性的部分，弗洛伊德认为它是各种精神活动的原动力。在意识和潜意识之间还有一种前意识，指目前未被意识到，但在自己集中注意或经过他人的提醒下可以被带到意识区域的心理活动和过程。

精神分析理论认为，被压抑到潜意识中的各种欲望，如果不能被允许进入到意识中，就会以各种变相的方式出现，如神经症或精神症状、梦和失误。潜意识是精神分析理论的主要概念之一。

2. *人格结构理论* 弗洛伊德将人格划分为三个相互作用的部分，即本我（id）、自我（ego）和超我（superego）。本我代表人性原始和动物的一面，位于无意识的深层，追求本能冲动的即时满足，遵循“快乐原则”。超我是人格结构中最为道德的部分，也是人心理的高级和超越个体的部分，遵循“道德原则”。自我负责保持人的心理活动的完整性，协调人格结构中本我和超我的关系以及自身同外界环境之间的关系，遵循“现实原则”。我们可以用上课想上厕所来理解人格三结构之间的关系。如果有人在课堂上尿急了，这时遵循本我的意愿，将是立即就地解决；但这违背超我的意愿，因为立即就地解决是不道德的；但如果不立即解决，本我会很难受，从医学的角度讲对身体也不好。好在有自我在两者间平衡，采取举手向老师请假去洗手间的方式，这样即解决了尿急的问题，又不违背道德原则。

弗洛伊德认为上述三个部分是交互作用的。人格是在企图满足无意识的本能欲望和努力争取符合社会道德标准两者长期冲突的相互作用中发展和形成的。自我协调于本我和超我之间，保持二者的平衡，如果两者之间的矛盾冲突达到自我无法调节时，就会产生各种精神障碍和病态行为。

3. *性发展理论* 心理动力学是精神分析的核心内容，其中性本能是最具特色也最具争议的内容。弗洛伊德认为它是驱使人活动甚至创造的潜在力量，被称作“力必多”（libido）。

弗洛伊德认为人一生的性心理发展包括以下5个时期。

（1）口欲期（0~1岁左右） 快乐来自于对口、唇、手指头等部位的刺激；长牙后，快乐来自咬牙。

（2）肛欲期（1~3岁） 快乐来自于忍受和排泄粪便，对肌紧张的控制。

（3）生殖器期（3~5岁） 快乐来自于对生殖器的刺激和幻想。这是儿童心理发展的重要阶段，儿童正处在俄狄浦斯情结活跃、由自恋转向他恋的关键期，易出现恋母或恋父情结。

（4）潜伏期（6~12岁） 这时的儿童对性不感兴趣，而是将兴趣转向外部，去发展各种知识和技能，以便应付环境的需要。

（5）生殖期（12岁以后） 性欲逐渐转向异性。这一阶段起于青春期，贯穿于整个成年期。

弗洛伊德认为，每一发展阶段都有其需要解决的特殊问题。如果某个阶段的问题没解决，并被逐渐内化或被压抑到潜意识，就会影响下一阶段的成长，并可能在不同的发展阶段再度明显化，成为行为或躯体功能障碍的原因。例如口欲期个体的快感主要来自口腔的活动，如吮食、咀嚼。如果该欲求因某种外部因素而受挫折（如断乳过早等），可能会产生固着现象，以后虽然年龄已超过1岁，但仍可能停留在以口腔活动（如过食行为）来减轻焦虑的阶段，这被称为“口欲期人格”。

（二）常用技术

1. 自由联想 是精神分析的基本手段，是将患者带入潜意识的路径之一，几乎贯穿于整个精神分析疗法的过程。治疗者要求患者毫无保留地诉说他想要的一切，包括近况、家庭、工作、童年记忆、随想、对事物的态度、个人成就、困扰、思想和情感等，甚至是自以为是的一些荒谬或奇怪的不好意思说出来的一些想法。

2. 阻抗 自由联想时，在谈到某些关键问题时所表现出来的自由联想困难。阻抗的产生是潜意识中本能地阻止被压抑的心理冲突重新进入意识倾向。当自由联想交谈接近这种潜意识的心理症结时，来自潜意识的阻抗就自然发生作用。精神分析疗法耗时较长，其原因就是这种潜意识的阻抗作用。

3. 移情 患者可能将治疗者看成是过去与其心理冲突有关的某一人物，将自己对某人的体验、态度、幻想等有关的情感不自觉地转移到治疗者身上，从而有机会重新经历往日的情感，这就是移情。移情可以是正移情也可以是负移情。

4. 宣泄 宣泄是让患者自由地表达被压抑的情绪，特别是过去强烈的情感体验。

5. 释梦 精神分析理论认为梦的内容与被压抑在潜意识中的内容存在某种联系，梦是深入患者无意识的有用途径。患者有关梦的报告可以作为自由联想的补充和扩展，并认为有关梦境的分析结果更接近于患者的真正动机和欲求。但是梦境仅是无意识心理冲突与自我监察力量对抗的一种妥协，并不直接反映现实情况。

6. 解释 解释是心理分析师对患者的一些心理实质问题，如他所说的潜意识含义进行解释或引导，用患者能够理解的言语让他认识到心理症结所在，帮助患者将潜意识冲突的内容进入意识层面加以理解；帮助患者逐步重新认识自己，认识自己与其他人的关系，使被压抑在潜意识的内容不断通过自由联想和梦的分析暴露出来，从而达到治疗疾病的目的。

7. 精神分析中的非特异性治疗技术 同其他心理治疗一样，精神分析强调良好的治疗性关系、倾听的技术、良好而适当的共情技术、反应技术、提问及引导技术，这些非特异性治疗技术与精神分析技术的良好结合才能达到较好的治疗效果。

（三）认识领悟心理疗法

这是钟友彬根据心理动力学理论结合我国具体情况提出的中国式精神分析疗法，是中国的“精神分析疗法”，又称“钟氏疗法”。认识领悟疗法不否认弗洛伊德关于潜意识的概念，但更抓住了弗洛伊德在《神经症通论》中多次强调、但被很多读者忽略了的人的认识功能。该疗法充分利用来访者的认识能力，引导来访者认识自己在个体心理发育某一阶段上所发生的某种停滞，并认识到这类心理发育停滞造成的心理和行为特点，进而使来访者认识其停滞与现在的年龄阶段是何等的不相容、不合理，最后通过领悟自杀心理与行为的不合理性，达到自觉矫治的目的。这种方法不同于后文将要介绍的认知疗法，其理论基础仍然是精神分析，认为目前的症状是早年创伤造成的"心理发育停滞"的结果，而不是"错误认知结构"造成的结果。需注意其名为"认识"领悟疗法，而非"认知"领悟疗法。

（四）进展与临床应用

精神分析疗法在临床上主要用于各种神经症患者，对某些人格障碍者、心境障碍者以及心身疾病的某些症状的治疗也有一定的疗效。但不适合于重性心理障碍者，如精神分裂症、重性抑郁、双相情感障碍以及癔症发作期间伴有意识障碍者的治疗。该疗法因疗程长、费用高，且理论无法证实、缺乏评判标准、结果难以重复等，已受到不少批评。经典的分析操作方法现在也较少使用。但某些经过修正的新精神分析疗法在时间上已有所缩短，且增加了对社会文化因素与疾病和症状关系的分析，主要用于解决当前迫切需要解决的问题。

二、行为疗法

行为疗法（behavior therapy）是根据行为学习及条件反射理论，消除和纠正异常行为并建立一种新的条件反射和行为的治疗方法。行为疗法认为一切心理障碍都是习得的行为，所以其理论基础为学习理论，治疗对象为外显行为，目的是修改不良的行为模式，主要方法是控制外部的行为模式，进而重建或恢复良好的行为模式。

> **课堂互动**
>
> 著名电影导演希区柯克的作品《爱德华大夫》很好地向观众展示了精神分析疗法。影片既有对精神分析理论的解释，又以精神分析技术（尤其是释梦）贯彻始终。请在观看该片的基础上，阐释片中男主角问题的实质和女主角及其老师所使用的技术。

（一）基本理论

1. 经典条件反射理论　19世纪20年代，巴甫洛夫（Pavlov I，1849—1936）进行了条件反射实验研究。实验中，当给一只饥饿的狗呈现食物时，狗便会分泌唾液。这种在出生时便可发生的反应（见到食物分泌唾液）被称作"非条件反射"（UCR），直接引发UCR的刺激物（食物）被称作"非条件刺激物"（UCS）。如果在呈现食物以前先响起铃声（铃声在这里称作"中性刺激"），几次配对呈现后，狗单独听到铃声也会分泌唾液，这样，一个经典条件反射便形成了。在这里铃声已成了食物即将出现的信号，被称作"条件刺激物"（CS），铃声引起唾液分泌的反射过程就是"条件反射"（CR），由于这里的条件反射过程不能被个体随意操作和控制，属于反应性的行为，而且为了区别后来发展起来的操作条件作用，此处的现象被称为经典条件作用（classical conditioning）。

经典条件反射理论强调环境刺激S对行为反应R的影响。据此，任何环境刺激都可以通过经典条件反射机制影响行为，并可以支配内脏的活动；许多正常或异常的行为反应，也可以通过经典条件作用而获得。同样，也可以通过建立条件反射克服"习得性"的不良行为反应或症状。

2. *操作条件反射理论* 斯金纳（Skinner BF，1904—1990）进行了著名的操作条件反射实验。在一个后人以他的名字命名的斯金纳箱中安装了杠杆，按压杠杆可以从旁边盒子里掉出食物。一只饥饿的老鼠被放了进去，在箱内到处探索。但只有当按压杠杆动作（R）出现时，才会立即获得食物刺激（S），这种食物刺激的结果对老鼠按压杠杆的行为起一种强化作用。多次强化后，就形成了条件反射，老鼠逐渐学会一到箱子里，就主动按压杠杆取食这一行为。实验表明，如果当行为反应R出现时总能够获得某种刺激结果S，则个体可以逐渐学会对行为反应R的操作，这就是操作条件作用(operant conditioning)。

操作条件反射重视行为结果对行为本身的作用。任何与个人需要相联系的环境刺激，只要反复出现在某一种行为之后，都可能对这种行为产生影响。因此，人类许多正常或异常的行为反应（包括各种习惯或症状），也可以由于操作条件反射机制形成或改变。

3. *社会学习理论* 班杜拉（Bandura A，1925—）创建了社会学习理论。该理论认为，人类大量行为的获得不是通过条件作用的途径进行的，而是在社会交往中通过对榜样的示范行为的观察与模仿学习获得的。与操作条件作用不同，人在观察学习中，可以不必做出外部反应（如模仿动作），也不需亲自体验强化，只要直接观察他人的行为，或通过观看电影、电视中人物的行为，便可获得新的行为。这是在替代性强化基础上发生的学习，故又称为替代性学习。

班杜拉认为观察学习包括四个具体过程：首先是注意过程，即集中注意观察所要模仿的行为示范，这是后面过程的基础；其次是保持过程，指把观察得到的信息进行编码并储存在记忆中的活动；再次是运动再现过程，即通过自己的运用结合再现被模仿的行为；最后是动机确立过程，这是使一项模仿实际实行与否的制约因素，这一过程会影响前面三种过程。

（二）常用方法

如同行为主义的科学研究方式，行为治疗的方法也步骤清晰、要素明确，因此操作起来比较容易。掌握一些常用的行为治疗方法，将有利于心理护理的具体实施。

1. *系统脱敏*（systematic desensitization） 由沃尔普（Wolpe J）创立，用于治疗与焦虑相关的心理障碍。其基本原理是交互抑制，即让一个原可以引起微弱焦虑的刺激，在来访者面前重复暴露，同时让来访者以全身放松予以对抗，从而使这一刺激逐渐失去引起焦虑的作用。

系统脱敏疗法的治疗步骤如下：

（1）放松训练 对来访者进行肌肉放松训练，以此来对抗来访者的焦虑反应。训练的方法多种多样，要根据来访者的实际情况采取不同的放松训练。治疗中最常用的放松方法是逐个放松身体的肌肉群与紧张放松相结合，并且要循序渐进地进行训练。训练中要特别注意让来访者学会体验肌肉紧张与肌肉松弛之间的感觉差异，并要求来访者在家中反复练习，直到能在实际生活中运用自如。放松训练的具体操作详见实践教学二。

（2）建构焦虑等级 通过仔细询问引起来访者焦虑的事件或情景后，让来访者按照引起焦虑的强度对事件或情景进行排序。一般是让来访者给每个事件指定一个焦虑分数，最小焦虑为0，最大焦虑为100，从而构成一个焦虑等级表，0代表完全放松，100代表高度焦虑。理想的焦虑等级建构应当做到各等级之间极差均匀，是一个循序渐进的系列层次。尤其需要注意的是，每一级刺激因素引起的焦虑，应小到能被全身松弛所拮抗的程度，这是系统脱敏治疗成败的关键之一。

（3）脱敏　来访者基本掌握放松技巧后，即可开始脱敏训练。按照设计的焦虑等级表，由小到大依次逐级脱敏。当来访者处于放松状态时，呈现一个等级的事件刺激，如果来访者没有焦虑反应或焦虑反应很弱，再进行下一个等级的事件刺激。如果呈现某一等级事件刺激时，来访者出现强烈的焦虑反应，就要停下来让来访者进行放松，然后再重复该等级事件刺激，直到没有焦虑反应或反应很弱，再进行下一个等级的事件刺激。如果全部等级的事件刺激均能通过，而没有焦虑反应或反应很弱，来访者就会得到较好的治疗。具体实施时，可以采取通过想象（治疗师口头向来访者描述等级事件刺激）、观看刺激（通过图画、幻灯、影视等方式向来访者展示等级事件刺激）、现场刺激（条件允许的情况下带来访者到现场进行实际等级事件刺激）等方式。

2. *满灌疗法*（flooding，implosive therapy）　又称为冲击疗法、快速脱敏疗法、暴露疗法。是指让来访者持续一段时间暴露在现实或想象的能够唤起强烈焦虑的刺激情景中，使其情绪反应超过以往经历的任何一次焦虑紧张的程度，力求达到极限，坚持到恐怖或焦虑症状消失的一种快速行为治疗方法。其原理是消退性抑制，即尽可能迅猛地引起来访者极强烈的焦虑或者恐惧反应，并且对这种强烈而痛苦的情绪不给以任何强化，任其自然，最后迫使导致强烈情绪反应的内部动因逐渐减弱乃至消失，情绪反应也就自行减弱乃至消除。满灌疗法包括如下步骤：

（1）筛选确定治疗对象　该疗法较为剧烈，因此实施前务必对来访者做详细的体格检查及必要的实验室检查，排除有严重器质性躯体疾病、精神障碍的来访者，以及老人、儿童、孕妇和各种原因所致的身体虚弱者。

（2）签订治疗协议　需要仔细地向来访者介绍治疗的原理、过程，可能出现的各种情况、疗效等，并以书面的形式明确咨访双方的权责。

（3）治疗准备工作　首先要确定刺激物，必须是来访者最害怕和最忌讳的事物，再根据刺激物的性质决定治疗的场地，并具体布置场地。

（4）实施冲击治疗　在一切准备就绪后，咨询师要迅速、猛烈地向来访者呈现刺激物，要求来访者的情绪反应要超过其以往任何一次焦虑紧张的程度，并力求达到极限，即情绪的逆转。同时，咨询师需要严密观察来访者的反应，酌情处理治疗进程。

由于来访者在治疗过程中要经历强烈的恐惧，满灌疗法被认为是“残酷”的，但它能够有效地治疗一些过度的恐惧。因此，满灌疗法虽然不是首选的治疗方法，却可以作为万不得已的选择。

3. *厌恶疗法*（aversion therapy）是通过附加某种惩罚性的刺激，使来访者在进行不适当行为的同时产生令人厌恶的心理或生理反应。如此反复实施，最终使不适行为与厌恶反应建立起条件反射。因此，其原理是经典条件反射。该疗法包括如下步骤：

（1）确定靶症状　厌恶疗法具有极强的针对性，因此必须明确具体的不适行为是什么，并且只能选择一个最主要的或是来访者迫切要求改变的不适行为作为靶症状。

（2）选用厌恶刺激　厌恶刺激必须是强烈的，使其产生的不快要远远压倒原有的种种快感，才能取而代之，消除不良行为。常用的厌恶刺激包括电刺激、药物刺激、想象刺激以及其他任何能带来不快情绪的刺激（如憋气、羞辱、强烈的光线、尖锐的噪音等）。

（3）把握时机施加厌恶刺激　要想有效地形成条件反射，必须将厌恶刺激体验与不适行为紧密联系起来。因此厌恶体验与不良行为必须同步，时间控制务必准确。

需要注意的是，厌恶疗法的初衷是消除来访者的不良行为，而非故意惩罚对方。因此，作为助人措施，它必须无害、安全，必须在严格控制下使用，并需要咨访双方签订知情同意书。

4. 模仿法（modeling）　又称示范法，是向来访者呈现某种行为榜样，让其观察示范者如何行为以及他们的行为得到了什么样的后果，以引起来访者从事相似行为的治疗方法，其原理是社会学习理论。模仿法包括如下步骤：

（1）选择合适的治疗对象　除了必须是适应证以外，还要求来访者具备一定的模仿能力。年龄是影响模仿能力的一个重要因素。通常认为学龄期是模仿能力最强的年龄段。一般而言，模仿法更适用于年轻来访者。

（2）设计示范行为　根据来访者的具体情况，有针对性地设计一个或一组具有可操作性的示范行为。示范的情景应尽可能真实，示范的顺序应从易到难、由简到繁，循序渐进。

（3）强化正确的模仿行为　要使来访者将模仿行为吸收、消化，并最终成为自己自然而然的行为，需要给予适时而恰当的强化。

（三）进展与临床应用

行为疗法在临床上被广泛应用于各种存在行为异常的个体。但对于边缘人格、人格障碍或抑郁症的患者治疗效果有限。行为疗法在临床上用于神经症（恐惧症、强迫症及焦虑症）、性功能和性心理障碍、冲动控制障碍、儿童行为障碍、进食障碍、成瘾行为及部分心身疾病的治疗，效果良好。

三、认知疗法

> **课堂互动**
>
> 观察自己或身边重要他人存在的不适行为，确定一个靶行为，为之设计一个行为矫正的方案，并在知情同意的情况下实施。

认知疗法（cognitive therapy）是根据认知过程影响情绪和行为的理论假设，通过认知和行为技术来改变来访者不良认知的一类心理治疗方法的总称。认知疗法种类众多，各有不同的侧重点，但各个具体的治疗过程有许多相似之处。下文将简要介绍认知疗法的理论基础和具有代表性的合理情绪疗法。

（一）理论基础

认知疗法认为，行为和情绪的产生有赖于个体对情景所作出的评价，并认为这些评价受个体的信念、假设、思维方式等认知因素的影响。认知理论将知觉、情绪和动机等看成是意识的，它们共同形成个体行为的有机整体。当知觉由于某种原因得不到充分的信息，或由于对感觉做出错误的评价与解释时，就会对知觉的准确性或范围产生影响，使知觉受到限制或歪曲，从而导致适应不良的情绪和行为。因此，要改变不良的情绪和行为，就必须对原来的认知过程以及这一过程中产生的错误的认知观念加以改变，这是认知疗法的核心所在。

（二）合理情绪疗法

合理情绪疗法（rational - emotive therapy，RET），又称“理性情绪疗法”，是美国著名心理学家埃利斯（A. Ellis）于20世纪50年代首创的一种心理治疗理论和方法。

1. 核心理论　即ABCDE理论。A（activating events）是诱发事件，B（beliefs）是个体对这一事件的看法、解释及评价（即信念），C（consequences）代表继这一事件后，个体的情绪反应和行为结果，D（disputing）指对个体不合理信念进行的辩论，E（effecting）指咨询的效果。通常人们认为是外部事件A直接引起了情绪和行为反应结果C，但合理情绪疗法认为A并不是引起C的直接原因。事件A发生后，个体会对A产生某种看法，做出某种解释和评价，从而产生关于A的某些观念即B，B才是引起情绪和行为反应的直接原因。情绪在本质上就是一种态度、价值观念，也是一种认知过程。一个人的情绪不但起源于这些信念，而且也会因为这些信念的稳定存在而持续下去。所以人们可以通过改变自己的想法和观念（B）来改变、控制其情绪和行为结果（C）。这是咨询实践的核心，其中所用的重要方法是对不合理信念加以驳斥和辩论（D），使之变为合理的信念，最终达到新的情绪及行为的治疗效果（E）。

课堂互动

本章第一节曾提到，一位发现丈夫有婚外情的妻子，自己内心很苦恼，她对咨询师说：“我发现丈夫有婚外情后，很想离婚，但想到孩子还小，一旦离婚，孩子缺爹少娘的，就下不了离婚的决心，我为此非常苦恼。”以3～4人构成一个小组，试讨论、分析并扮演：

1. 从合理情绪疗法的角度，该案例的A、B、C分别是什么？

2. 如何就来访者的不合理信念进行辩论（D）？

3. 1人扮演咨询师，1人扮演来访者，其余1～2人观察角色扮演辩论（D）过程。

4. 评估角色扮演的咨询效果（E），并分析该过程中影响咨询效果的因素。

2. 实施步骤

（1）心理诊断阶段　明确来访者的ABC，通常诱发性事件A和情绪与行为反应C是比较容易发现的，而来访者的不合理信念B则难以发现。来访者不合理信念的主要特征是绝对化的要求、过分概括以及糟糕至极等。

（2）领悟阶段　需要帮助来访者领悟合理情绪疗法的原理，并进一步寻找和确认来访者的不合理信念，将其与来访者的负性情绪和行为反应联系起来，使来访者进一步领悟自己的问题与不合理信念的关系。

（3）修通阶段　这是最主要的阶段，咨询师运用多种技术使来访者修正或放弃原有的非理性信念，代之以合理的信念，从而使情绪症状得以减轻或消除。常用的技术包括与不合理信念辩论、合理情绪想象技术、家庭作业等。

（4）再教育阶段　此阶段主要是重建，即帮助来访者在认识方式、思维过程以及情绪和行为表现等方面重新建立起新的反应模式，减少以后生活中出现情绪困扰和不良行为的倾向。

作为一种认知取向的方法，合理情绪疗法对那些年纪较轻、智力和文化水平较高、领悟力较强的来访者更有效。这也意味着对那些在咨询中拒绝做出改变自己信念努力的，或过分偏执以及领悟困难的来访者可能难以奏效。

（三）进展与临床应用

一般认为，认知疗法在临床上的应用较为广泛，临床上凡是与不良认知有关的心理行为障碍（如焦虑、抑郁等）、某些精神疾病的恢复期、心身疾病、药物依赖等，均可用认知疗法进行治疗。许多临床对照研究已经证实它具有减轻情绪症状、改善认知方式和行为表现，以及有长期维持和预防复发的作用，尤其是对抑郁患者的治疗，可与三环或四环类抗抑郁药一样有效。

四、其他疗法

（一）来访者中心疗法

来访者中心疗法（client - center therapy）由美国心理学家罗杰斯（Rogers C.，1902—1987）于1940年创立，强调调动来访者的主观能动性，发掘其潜能，不主张给予疾病诊断，更多的是采取倾听、接纳与理解，即以来访者为中心或围绕来访者的心理治疗。1974年，罗杰斯将该疗法延伸为人本疗法（personal - center therapy），更强调以人为中心，而非来访者，进一步突出来访者为正常人，其在心理发展过程中潜能未充分发挥，治疗本身就是指导来访者认识和了解自我、发挥潜能。人本疗法强调良好咨访关系的重要性，重视心理治疗的过程而非具体技术，要求咨询师营造一个真诚、积极关注和共情的咨访氛围。实践和研究表明，其所强调的这些因素已经成为心理咨询与治疗取得效果的共同因素而被广泛运用。因此，在一定意义上，人本疗法是一个具体的疗法，而更像心理咨询与治疗的基本态度或素质。

（二）支持疗法

支持疗法（supportive psychotherapy），又称一般性心理治疗、支持性心理疗法或非分析性治疗，是以精神支持为主要内容的一种基础性的心理治疗方法。在具体实施上，支持疗法所采用的更倾向于前面提到的普遍性技术，如倾听、鼓励、共情等，因此它既与各特殊的心理治疗理论和方法相区别，又是各种专门的心理治疗理论与方法的基础。

目前，支持疗法是临床上最基本的心理治疗模式，在临床各科应用日益广泛，主要用于：其他各种心理治疗实施之前，遭遇突发性严重应激事件患者的心理危机干预，环境适应能力较差、个性脆弱或心理发育未成熟、各种严重心理障碍的恢复期需给予长期的心理支持的患者。

（三）森田疗法

森田疗法（Morita therapy）是日本的森田正马教授创立的一种治疗神经症的方法。这种方法的中心理论是精神交互作用理论，即对某种感觉如注意力集中则感觉就会敏锐，感觉敏锐又把注意更加固化在那里，这种感觉和注意的结合与交互作用，就会越来越增大其感觉的精神过程。疑病倾向和疑病素质是构成神经症的基础。因为有疑病倾向的人求胜欲望强烈，常把注意力集中在自身健康方面，容易把正常的生理反应误认为是病态，通过精神交互作用，形成恶性循环，从而导致神经症的心身症状。对发病具有决定作用的是疑病素质，而对症状发展具有决定作用的是精神交互作用。

森田疗法的治疗分为门诊治疗和住院治疗两种方式。一般患者可以采取门诊治疗或通信治疗，重症患者则应住院治疗。住院治疗被认为是治疗神经症的最佳方式，分为绝对卧床、工作治疗、生活训练三个阶段，住院期通常为 60～120 天，也可短至 45 天。

森田疗法的适应证包括强迫思维、疑病症、焦虑神经症和自主神经功能紊乱，癔症则不适合。抑郁神经质可合用药物治疗。此外，强迫行为、心理问题的躯体化也有效。目前在日本也用于治疗某些心身疾病，效果比较满意。

（四）暗示和催眠疗法

1. 暗示疗法（suggestion therapy）　暗示疗法是治疗师有意识地使用暗示去影响或改变个体的行为，以消除或减轻疾病症状的方法。治疗师利用言语、动作或其他方式，使来访者在不知不觉中受到积极暗示的影响，从而不加主观意志地接受治疗者的某种观点、信念、态度或指令，以解除其心理上的压力和负担，实现消除疾病症状或加强某种治疗方法效果的目的。暗示治疗的具体方法很多，临床常用的有言语暗示、药物暗示、手术暗示、情境暗示等。此外，治疗师对来访者的鼓励、安慰、解释、保证等也都有暗示的成分。

暗示治疗对于癔症及其他神经症，疼痛，瘙痒、哮喘、心动过速、过度换气综合征等心身障碍，阳痿、遗尿、口吃、厌食等性和行为习惯问题均有不同程度的疗效。

2. 催眠疗法（hypnotic therapy）　催眠疗法通过言语暗示或催眠术使来访者处于类似睡眠的状态（催眠状态），使其的意识范围变得极度狭窄，并借助暗示性语言进行暗示或精神分析来消除病理心理和躯体障碍的一种心理治疗方法。来访者所具有的可暗示性及其合作态度以及接受治疗的积极性是催眠治疗成功的必要条件。

催眠疗法临床上主要用于神经症、心身疾病、性功能障碍、儿童行为障碍以及酒瘾、烟瘾、疼痛等治疗。

（五）松弛疗法

松弛疗法（relaxation therapy）是通过机体的主动放松使人体验到身心的舒适，以调节因紧张反应所造成的心理生理功能紊乱的一种行为疗法。根据放松方法的不同，松弛疗法可以分为对照法（也称为渐进性松弛训练）、直接法（也称为自生训练）和传统法（也称为静默法）。在传统中又可以分为东方静默法、松弛反应和超觉静坐法等。

松弛疗法的适应范围广泛并且简便易行，因此被广泛地应用于临床和健康教育。但由于其需要长期的坚持，故有些来访者难以持之以恒。临床上主要用于治疗神经症，尤其适用恐惧症、强迫症和焦虑症、心身疾病（高血压、支气管哮喘、失眠、性功能障碍等）、心理社会适应不良引致的综合征（考试综合征、学校适应不良综合征和恐学症等）、睡眠障碍等，也被广泛用于各个行业的心理训练。

（六）生物反馈疗法

生物反馈疗法（biological feedback therapy）是借助于现代电子仪器将人们体内各器官、各系统心理生理活动过程中许多不能被察觉的信息如肌电、皮肤电、皮肤湿度、血管容积、心率、血压、胃肠的 pH 值和脑电等加以记录、放大并转换成人们能够理解的信息，用听觉或视觉的信号在仪表盘上不断地显示出来（即信息反馈），训练人们认识和体验这些信号活动的变化，并有意识地控制自身的心理生理活动，以达到调整机体功能和防病治病的目的。常用于生物反馈治疗的仪器设备有肌电反馈仪、皮肤反馈仪、皮肤温度反馈仪、脑电反馈仪和血压脉搏反馈仪等。

生物反馈疗法被广泛应用于临床各科，疗效较为突出的有：与自主神经系统功能障碍有关的“心身疾病”，包括紧张性头痛、血管性偏头痛、闭塞性脉管炎、原发性高血压、雷诺病、心律失常、消化性溃疡、支气管哮喘、阳痿、早泄等；功能性或器质性肌肉痉挛和不全麻痹，如面肌抽动及瘫痪、嚼肌痉挛、痉挛性斜颈、卒中后遗症等；神经症性障碍如焦虑症、恐惧症等，可用于治疗失眠、缓解紧张焦虑等情绪障碍；慢性精神分裂症患者社会功能的恢复。此外，还可用于歌唱家、运动员、飞行学员、学生的技能训练等。

综合测试

一、A1/A2 型题

1. 患者，13 岁，在生活中养成不良的抽烟习惯，父母非常恼火，心理医生建议其采取的较为有效的行为治疗是
   A. 条件刺激和非条件刺激相结合　B. 厌恶刺激与不良行为相结合
   C. 通过对不良行为的认识来矫正　D. 用转变注意力的方法来矫正
   E. 通过对潜意识的分析来矫正
2. 下列哪一个不属于心理咨询的方式
   A. 门诊咨询　B. 信函咨询　C. 电话咨询
   D. 电报咨询　E. 专题咨询
3. 以下疗法在心理咨询和治疗中最强调咨访关系的是
   A. 精神分析疗法　B. 认知疗法　C. 家庭疗法
   D. 行为疗法　E. 来访者中心疗法
4. 女性，19 岁，大学一年级新生，从山区来到城市上学，自述不能见马路上的汽车，当汽车经过时总感觉汽车很可能撞上自己，因此十分恐惧，最好的心理治疗方法是
   A. 自由联想　B. 生物反馈　C. 系统脱敏
   D. 厌恶治疗　E. 催眠
5. 以下对心理咨询描述不正确的是
   A. 帮助来访者解决生活问题
   B. 通过特殊的人际关系来实现
   C. 根本目标是“助人自助”
   D. 以心理学理论为基础
   E. 由受过职业培训的专业人士接待来访者
6. 以下有违心理咨询或治疗原则的是
   A. 实行预约制
   B. 对来访者的信息进行保密
   C. 保持中立的态度
   D. 替来访者做决定

E. 综合考虑来访者的身体、心理和社会因素

7. 心理咨询和心理治疗的对象不包括

A. 慢性期精神障碍患者　B. 有日常生活困扰的正常人　C. 神经症患者

D. 心身疾病患者　E. 急性期精神障碍患者

8. 精神分析疗法的常用技术不包括

A. 自由联想　B. 系统脱敏　C. 梦的分析

D. 解释　E. 宣泄

9. 对心理咨询与心理治疗描述错误的是

A. 都以心理学知识和技术为依据　B. 心理咨询处理的问题相对较轻

C. 二者具有本质的区别　D. 心理治疗处理的问题相对较重

E. 都强调特殊的人际关系

10. 对心理咨询的普遍性技术描述错误的是

A. 尊重就是不含情感色彩地对待来访者　B. 倾听和非语言沟通能表达热情

C. 面质应建立在良好咨访关系的基础上　D. 过多的封闭式提问不利于咨询进程

E. 积极关注是对来访者积极的、正面特点的关注

二、名词解释

1. 心理咨询　2. 心理治疗

三、填空题

1. 建立良好咨询关系所应遵循的“十字方针”是指________、________、________、________、________。

2. 精神分析理论的意识三层次是指________、________、________，人格三结构是指________、________、________。

3. 行为疗法的三大理论基础是________、________、________。

（许海燕）

第六章　患者心理

【学习目标】

掌握：患者的心理需要、患者常见的心理变化和心理问题。

熟悉：患者的权利与义务及角色适应。

古希腊名医希波克拉底说过："了解什么样的人比了解一个人得了什么病更重要"。患者的心理状态受疾病本身的影响，反过来又影响疾病的发生和发展。因此，熟悉了解患者心理，并进行有效的心理干预，是临床医护工作的重要环节，对促进患者维持适宜的心理状况，提高患者的生活质量具有重要意义。

第一节　患者与患者角色概述

一、患者

患病的个体即为患者。患病包括机体组织器官的器质性病变和生理功能的损害、个体主观体验的病感以及社会功能异常三个方面，但这三方面可以不同时出现。

病感是个体患病的主观体验，表现为各种躯体或心理不适的临床症状，但在疾病的早期或病情轻微的情况下，也可以没有病感。病感可以源于躯体疾病，也可以由心理与社会功能障碍引起。患者患病的主观体验与医务人员对疾病的实际判断在性质和态度上可能会有所不同，在临床实践中应注意这个差异。

患病的个体通常会去求医，但并非所有患病的个体都有求医行为；同时，有求医行为的个体不一定都是患者。另外，有些个体由于一些不良动机而诈病，如为了获得赔偿、利用患者身份获取某些利益等，临床上也常将这些个体误列为"患者"。

随着医学模式的转变，健康和疾病的概念也发生了改变，健康的实质是人体与环境统一，心身统一和机体内环境的相对稳定性。因此，对"患者"概念较全面的理解应该是：患有各种躯体疾病、心身疾病、心理障碍或精神性疾病的人，不论其求医与否均称为患者。

二、患者角色

患者角色又称患者身份，指有生理、心理异常或社会功能障碍，有求医行为，需要医护帮助，并且有特殊的权利、义务和行为模式。如果患者按照角色要求行事则适应良好，有利于健康和角色转变，否则就会发生角色适应不良。

1. 患者角色的权利和义务　作为一种社会角色，患者角色享有其特殊的权利，并承担相应的义务。我国学者将患者的权利和义务概括如下：

（1）患者角色的权利 ①享受医疗服务的权利；②享有被尊重、被了解的权利；③享有对疾病诊治护理的知情同意权；④享有保守个人秘密的权利；⑤享有监督自己医疗权利实现的权利；⑥享有免除或部分免除病前社会责任的权利。

（2）患者角色的义务 ①及时就医、争取早日康复；②寻求有效的医疗帮助、遵守和执行医嘱；③遵守医疗服务部门的各项规章制度，支付医疗费用；④患者要和医护人员合作，配合诊治和护理工作。

2. 患者角色的转换和适应 人的一生都有进入患者角色的可能，甚至与患者角色终身相伴。患者原来的社会角色的特征与患者角色的特征越接近，越容易接受患者角色；反之，容易产生角色适应困难。当个体从其他社会角色转化为患者角色以及在承受患者角色的过程中，有角色适应和角色适应不良两种类型。

> **课堂互动**
>
> 患者，女，46岁，确诊为子宫肌瘤（浆膜下），并重度贫血，医生建议立即手术，该患者未接受手术治疗。问题：患者此时的心理是什么？

角色适应是指患者与患者角色的期望基本符合，如承认自己患病，积极接受治疗，主动采取各种措施促进恢复健康，疾病痊愈后能及时从患者角色再转换到原来正常的社会角色。

角色适应不良是指患者不能顺利地完成角色转变的过程。角色适应不良时会引起一系列的负性心理反应，包括恐惧、焦虑、易激惹、自责、抑郁等，甚至绝望的行为表现，常见的患者角色适应不良有以下几种情况：

（1）患者角色行为缺如 患者未能进入患者角色，不承认自己是患者。虽然医生已做出疾病的诊断，但患者尚未意识到自己已患病或不愿承认自己是患者。由于患病意味着社会功能下降，与求学、就业及婚姻等涉及个人利益的问题有关，致使患者不愿接受患者角色；另外部分患者可能使用了“否认”的心理防卫机制，以减轻心理压力。这类患者不易与医护人员合作。

（2）患者角色行为冲突 当多种社会角色集于一人时，在其自身内部产生的冲突。个体在适应患者角色过程中，与其病前的各种角色发生心理冲突而引起行为的不协调。从健康人变为患者时，如果患者不能从平时的社会角色行为进入到患者角色，其行为表现不符合社会预期时，就会引起心理冲突，患者常表现为焦虑不安、愤怒、烦恼、茫然和悲伤，冲突的程度随患病种类及病情轻重而有不同。正常角色的重要性、紧迫性及人格特征等也会影响角色转变的进程。护理工作者理解和安慰患者，使之面对现实，促使其尽快适应患者角色。

（3）患者角色行为减退 个体进入患者角色后，由于某种原因又重新承担起本应免除的社会角色的责任，放弃了患者角色去承担其他角色的活动。如出于某种强烈的动机或对某种需要的迫切追求超过求医治疗的动机，患者可能会走出患者角色去承担不正常时角色的责任和义务。这常常会使患者的病情出现反复，如一位生病住院的母亲不顾自己的身体尚未康复而毅然出院，去照料患病的女儿，此时护理工作者应做好健康宣教。

（4）患者角色行为强化 随着躯体的康复、患者角色行为也应该转化为正常的社会角色行为。如果这种转化发生阻碍，个体“安于”患者角色的现状，角色的行为与其躯体、症状不相吻合，过分地对自我能力表示怀疑、失望和忧虑，行为上表现出较强的退缩和依赖性，这就是患者角色行为强化。导致角色行为强化是由于某些患者惧怕很快回到充满矛盾和挫折的现实的社会角色中，以退化机制来应对现实环境。另外，患者角色满足了患者的某些心理需要、如需要他人关注。护理工作者应注意创造条件使患者身心同步康复。

(5) 患者角色行为异常　这是患者角色适应中的一种特殊类型。患者无法承受患病或不治之症的挫折和压力。对患者角色感到厌倦、悲观、绝望，由此导致行为异常。表现出绝望、冷漠、拒绝治疗、直至以自杀手段来解脱病痛之苦，对医护人员产生攻击性行为，多见于慢性病长期住院患者或治疗困难的患者。护理工作者对此要给予重视。

(6) 患者角色行为恐惧　是指患者不能正确地认识疾病和评估疾病的严重程度，对疾病的后果夸大其词、对进一步治疗缺乏信心，对康复悲观失望，产生忧虑和恐惧，导致“病急乱求医、滥用药物”或拒绝就医。此时护理工作者有针对性地对患者进行心理疏导，耐心讲解相关知识，尽可能地排除不良心理。

第二节　患者一般心理

患者的一般心理，是指个体患病后，围绕“患者”这一特定概念而产生一系列心理现象。人一旦生病，他的工作和生活规律常被打乱，甚至受到完全破坏，这种变化可成为强烈的信号，冲击患者的内心世界，加上病痛的体验，导致患者的心理和行为出现某些改变。护理工作者掌握和了解患者的心理现象，有益于有的放矢、科学有效地开展心理护理。

一、患者的心理需要

人们在健康时往往能够自己主动满足各种需要，而患病后往往无法按照通常的方式去满足需要，而且因社会角色的变化还会产生新的需要。因此，医护人员应了解并帮助患者满足其心理需要，促进疾病的早日康复。

1. 安全的需要　安全是个体生存本能的需要。生命的安全保障是患者最迫切的需要，也是患者求医的目的。疾病及其他意外使患者感到生命受威胁，自我保护能力下降，生命安全寄托于医务人员；在疾病的诊治过程中，还潜伏着一些不安全的因素，例如医院病房的一些恶劣的刺激、药物治疗的毒副作用、手术意外等，使得患者特别关注自身安全。因此，护理工作者的言行举止都应让患者感到安全。在工作中，要有认真、细致、负责的态度，使患者获得安全感；对患者实施新的治疗手段及措施时应事先耐心详细解释，增强患者的安全感；严格遵守工作程序和规章制度。

2. 归属的需要　患者生病前一般都具有多重社会角色，其归属和爱的需要可从多方面获得满足。患病后特别是住进医院，离开朝夕相处的亲人，脱离正常的工作，告别彼此默契的伙伴，此时患者就会产生强烈的归属的需要，希望能得到医护人员接纳，熟悉医院的环境，得到病友的认可。

因此、护理工作者在病房中营造相互关怀的氛围是心理护理的重要内容。护理工作者应协调病友间的关系，组织好医护人员与患者的正常交往，介绍病区环境，减少患者的陌生感和孤独感。

3. 尊重的需要　患病后患者常常身体软弱无力，生活起居需要依靠别人，易致患者自我评价降低，自尊受损。尤其是慢性病、生活和工作能力受损的患者，此需求尤其强烈，患者自觉对他人无价值，甚至是家人的拖累和负担。有些患者的自尊需求可进一步增强，对别人如何看待自己极为敏感，自尊心容易受伤害。如患者大多反感医护人员用床号称呼他们，“监狱里叫犯人姓名，医院里叫患者床号，都会产生不愉快的联想”。多数患者希望得到一视同仁地看待，但有些具有较高社会地位的患者，希望保持自己在人际关系中的优越地位，常会有意无意地显示自己的身份，或夸大自己的社会角色，以使获得医护人员的特别关注和较好的医疗待遇。良好的护患关系建立在相互尊重的基础上，特别是医务人员对患者的态度。尊重和自尊的需要若不能满足，会使患者产生自卑和无助感，或导致不满和愤怒。医护人员应处处注意尊重患者，维护患者的自尊心。对患者应礼貌称呼，切忌以床号代替姓名。

4. 信息的需要　一个人生病后，尤其是身患重病时，信息需要的内容会发生转移。患者对外界事物的好奇和对社会生活层面的信息需要暂时被压抑，转而迫切需要了解自身疾病的相关信息。如患者想知道自己生的是什么病，会发生什么变化，预后如何等；想了解医护人员的专业水平和工作能力，疾病的诊断和治疗方案，住院生活的制度等。患者还会需要知道家人的生活工作情况、单位的信息。护理工作者应理解患者，了解信息的需要，予以恰当的满足。

患者的心理需要会以各种方式表现出来，若得不到满足则会产生一些抵触行为。所以，医护人员应认识和了解，根据具体患者的心理特点加以引导和解决。

二、患者常见的心理变化

人在患病的情况下不仅机体的生理功能发生改变，而且认识、情绪、意志等心理活动也会发生一系列的变化，乃至人格特征产生严重影响。心理行为变化发展到一定程度，可能形成明显心理问题，影响到疾病诊治、护理和疾病康复等。患者常见的心理变化有哪些呢？

> **课堂互动**
>
> 患者，女，50岁，乳腺癌术后常烦躁不安，对家人发脾气，长时间呻吟疼痛，用止痛药没有效果，食欲不佳，不愿意吃肉食（并告知其他患者一个月内不能吃超过三两肉），看电视常发呆，不愿意与病友交谈。问题：该患者术后发生了哪些心理变化？

（一）认知活动变化

1. 主观感觉异常　个体患病后主观感受和体验与健康时有差异。表现在有的患者躯体感受性提高，尤其对自身的呼吸、血压、心跳、胃肠蠕动、体位、姿势等感觉异常敏感；有的患者的感受性降低，如对饮食的色香味感觉迟钝；有的患者会出现时空知觉的异常，如患者总感到时间过得慢，常有度日如年的感觉，久病卧床的患者会感觉床铺摇晃，甚至天旋地转；有的患者还会出现错觉或幻觉，如截肢的患者可能出现幻肢痛。

2. 猜疑与怀疑　患者对周围事物特别敏感，胡思乱想、惶恐不安，不信任他人，总觉得医务人员和家属对自己隐瞒重要病情。担心误诊或吃错药、打错针，听到别人低声细语就以为是议论自己的病情严重，对别人的好意相劝半信半疑。

（二）情绪活动变化

1. 焦虑　焦虑是个体面临一种模糊的非特异性威胁而又不知所措的不愉快体验，表现为对未来的莫名担忧、唯恐受挫。患者面对陌生的住院环境、疾病的诊断不明确、疗效不显著、牵挂家中亲人和担心经济负担、担心失去事业、失去生活能力、失去家庭等均可产生。

有学者根据不同原因将焦虑分为：①期待性焦虑，即面临即将发生又未能确定的重大事件的不安反应。常见于未明确诊断，初次住院，等待手术、疗效不显著的患者等。②分离性焦虑，患者住院与他所熟悉环境或心爱的人分离，使其产生分离感而伴随情绪反应，依赖性较强的儿童和老年人易产生。③阉割性焦虑，自我完整性受到破坏或威胁时所产生的心理反应。这类焦虑易产生在手术切除某脏器或肢体的患者。有的患者把抽血、引流等诊疗也视为躯体完整性的破坏。

2. 恐惧　恐惧是个体由于某种明确具有危险的刺激所引起的负性情绪。与焦虑不同，恐惧有非常明确的对象，往往是现实中的一种无力摆脱的危险事物。常见的原因有：医院特殊的氛围、有一定危险性的特殊检查、手术、预后不良或威胁生命的疾病等。

3. 抑郁　抑郁是以情绪低落为特点的消极情绪状态，常与现实或预期的丧失有关，如丧失健康、家庭、工作、前途、经济收入等。主要表现为轻重不等的消极压力、抑郁寡欢、心境低沉、悲观失望、自我评价减低，严重时悲观绝望，常有轻生意向和自杀行为。

4. 愤怒　愤怒是个体因追求目标愿望受阻出现的一种负性情绪反应，多见于患者患病的初始阶段，疾病迁延不愈。治疗和康复受阻时，愤怒可导致患者的攻击行为。患者常为些小事发火，毫无理智地向亲友、医生、护理工作者等周围人发泄。

（三）意志活动变化

治疗疾病的过程对患者来说也是一个以恢复健康为目的的意志活动，患病后的患者主要表现为意志行为主动性降低，对他人的依赖增强。如有的患者意志力减退，不能按医务人员的要求完成诊治、使疗效受到影响。有些患者有行为退化的现象，如躯体不适时发生呻吟、哭泣、甚至喊叫，以引起周围人的注意，获得关心与同情，自己能料理的日常生活也要依赖他人来做，希望得到家人、朋友、医务人员无微不至的照顾与关怀。

适度依赖是患者的正常心理反应，有利于疾病的治疗和康复。但过度依赖、失去参与疾病治疗的主观能动性，放弃作为患者的基本职责，对治疗过程和疾病康复不利。护理学新的观点主张发挥患者在病程转归中的积极主动性。

（四）人格行为变化

一般来讲，人格具有稳定性的特点，但稳定是相对的，疾病可改变人原有的反应和行为模式，甚至出现一些不鲜明的人格特征，如缺少独立性，性情不稳定、易感情用事、提出过分要求。而且患病前的人格特征也可影响患病者的行为，特别是患慢性迁延性疾病、难治之症、毁容、截肢等，甚至可导致个体的基本观念发生变化，引起人格行为的改变。

（五）自我概念紊乱

由于患病，个体常会发生自我概念变化，对自我以及自我能力的评价处于紊乱状态。主要表现为自尊心和自信心下降，自我价值感丧失。患者常有自我否定的诉说，认为自己无能力处理问题。有些患者对存在的或感知到的躯体结构或功能上的改变表现出羞辱感、紧迫感、厌恶。如截肢的患者对损伤的躯体部分不看也不摸，故意遮盖或过于暴露；严重时可出现自伤行为，如自残、有自杀企图、过食或绝食等。

综合测试

一、名词解释

1. 患者角色　2. 角色适应　3. 患者角色适应不良

二、填空题

1. 当人患病后可能出现的情绪变化有________、________、________、________。
2. 患者一旦知道自己患了癌症后，常出现的心理变化是________、________、________、________、________。

三、A1/A2 型题

1. 人在社会中扮演多种角色，其行为应随时间、环境不同进行调整，这是
A. 角色期待　B. 角色转换　C. 角色冲突　D. 角色矛盾　E. 角色缺如
2. 进入患者角色的根本原因是
A. 从原有的社会角色中解脱　B. 环境发生了改变
C. 患病　D. 处于被帮助的位置
E. 享受特殊待遇
3. 患者由于工作繁忙或者家庭责任而不能安心治疗，这是
A. 患者角色冲突　B. 患者角色缺如
C. 患者角色消退　D. 患者角色隐瞒
E. 患者角色假冒
4. 某人已经被确诊为某病，而本人否认自己有病，此人角色行为的改变属于
A. 角色行为冲突　B. 角色行为减退
C. 角色行为强化　D. 角色行为缺如
E. 角色行为异常
5. 医师判断患者已经康复，但患者本人认为自己还需要住院治疗，属于
A. 角色行为减退　B. 角色行为异常
C. 角色行为强化　D. 角色行为冲突
E. 患者角色适应
6. 对于患者来说，最重要的、最优先的需要常常是
A. 生理的需要　B. 爱和归属的需要
C. 安全的需要　D. 尊重的需要
E. 自我实现的需要
7. 患者最常见的情绪反应是
A. 抑郁　B. 愤怒　C. 焦虑和恐惧　D. 敌意　E. 自怜

8. 某青年，因一次医疗事故导致双目失明，他从昏迷中醒来后，就不吃不喝，也从不与任何人说话，三天后，曾用刀片割腕自杀，这属于患者角色转换中的

A. 角色冲突　B. 角色行为强化　C. 角色行为缺如
D. 角色行为减弱　E. 以上均不正确

9. 患者，男，46 岁，确诊肺癌，即将进行肺部肿瘤切除术，下面哪项心理准备是有效的

A. 提供情绪支持　B. 提供有关信息　C. 进行行为应对训练
D. 对手术提供示范和脱敏　E. 以上准备均有效

（龚贵兰）

第七章 心理护理

【学习目标】

掌握：心理护理的概念，心理护理的实施程序。

熟悉：对常见患者的心理问题进行心理评估、护理诊断、制订护理计划。

了解：心理护理的意义，各类患者的心理特点及护理。

第一节 心理护理概述

一、心理护理的概念

心理护理（mental nursing）是指在整个护理过程中，针对患者现存的和潜在的心理问题、心理需要及心理状态等方面，护理工作者运用心理学知识和技术予以患者关心、支持和帮助，以满足患者的要求，解决患者的心理问题，促进健康的一种护理方法。

心理护理贯穿于护理程序的全过程，是现代新型护理模式——系统化整体护理的核心和难点。心理护理强调运用心理学的理论和方法的同时，更要求实施者紧密结合护理专业的临床实践，倡导充分发挥护理工作者与患者最密切接触的专业优势，致力于患者病程中心理问题的研究和解决，为患者营造良好的身心健康氛围等。

二、心理护理的意义

心理护理是基于人的心身相互作用、协调统一的整体思想，有步骤有计划地使用各种心理学的理论和技术，改善护理对象的心理机能，消除或缓解其存在的或潜在的心理行为问题。护理工作者需要通过心理护理，帮助患者消除心理压力，度过心理危机，使患者更好地配合治疗及护理，或使患者在功能受限的情况下有良好的生活质量。

1. 心理护理有助于防止心身疾病的恶性循环　“心”与“身”是互相影响、互相制约的，心理护理通过改善患者的心理状态防止心身疾病的恶性循环。

2. 心理护理有助于对患者的客观检查和诊断　患者对检查和诊断往往比较紧张，如果医护人员事先做好了患者的解释、劝导工作，消除了患者的紧张心理，就能客观地检查出病症，如实地作出诊断。

3. 心理护理可以促使个体角色适应　一方面心理护理可以促使个体迅速适应患者角色，有利于疾病的康复；另一方面还可帮助个体在出院后向患病前角色的转变，达到维护心身健康的目标。

4. 心理护理有助于解除或缓解心理社会因素引起的不适症状或病感　生物医学模

式指导下的护理无法解除或缓解心理社会因素引起的躯体不适症状或病感，而通过心理护理，有助于澄清病感的性质，帮助个体调整心理社会状态。

5. *心理护理有助于发挥药物和手术的疗效*　患者对药物特别是手术，普遍存在着一定的疑虑，也可能存在对药物、手术的错误认知和过度的紧张焦虑状态，这些对预后具有不同程度的影响。医护人员通过心理护理，向患者讲明药物的作用，或手术的情况，可消除患者疑虑，促进患者形成良好的认知，使其情绪状态处于适当的焦虑水平，从而有利于发挥药物或手术的最佳疗效。因此心理护理不是替代过程，而是协助和促进的过程。

6. *心理护理有助于护理操作的顺利开展*　患者对护理操作，如打针、插管、灌肠、洗胃等，往往有紧张、恐惧心理，如果护理工作者事先没有做好患者的思想工作，贸然进行上述操作，常常易发生意外事故。

护理工作中必须以患者为中心，尊重患者的各种权利，护理工作者在任何情况下不能因为自己是专业工作者便认为自己会给予患者最佳的治疗或护理，而把患者置于不能自助的角色中。只有生理护理和心理护理两者融为一体，存在于护理工作中，才能真正提高护理工作的效果。所以，护理工作者应学习好心理学、护理心理学，并予以运用，提高个人的心理品质及护患沟通技巧，才能出色地胜任职业角色，从而达到整体护理的要求。

第二节　心理护理的基本程序

心理护理是整体护理不可分割的有机组成部分，心理护理的实施程序包括五个步骤（图 7－1）：心理护理评估、确立心理护理诊断、制订心理护理计划、实施心理护理计划、评价心理护理效果。

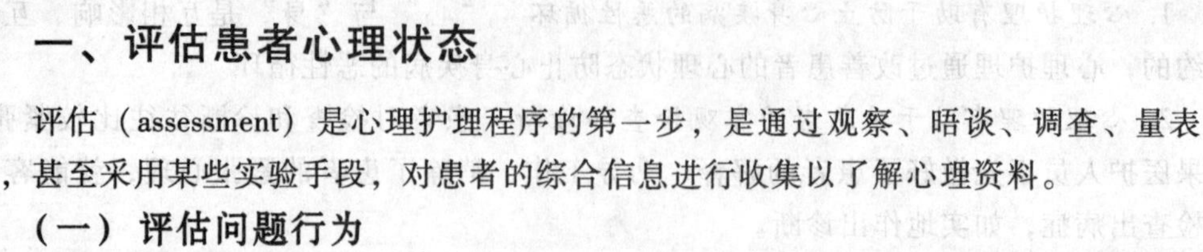

图 7－1　心理护理程序

一、评估患者心理状态

评估（assessment）是心理护理程序的第一步，是通过观察、晤谈、调查、量表测查，甚至采用某些实验手段，对患者的综合信息进行收集以了解心理资料。

（一）评估问题行为

评估个体存在哪些主要的问题行为，以及这些行为最早出现的时间、持续时间、出现频率、伴随症状和体征等临床表现。

（二）评估整体功能状态

1. *躯体功能*　评估个体的生命体征、水电解质平衡、睡眠、排泄、进食等躯体健康水平。无论是心理动力学理论、心理生理学理论，还是行为学理论，均认为心理和生理功能之间互为作用。各种心理症状会对机体的生理功能产生不同程度的影响作用，常表现为交感神经功能紊乱，如面红、皮肤出汗、胸闷、气促、尿频尿急等，还往往有饮食、睡眠、体力等方面的改变。评估个体是否存在生理方面的症状和体征，这些生理的改变是否与其心理状态有关。

2. 心理功能　在良好的护患关系的基础上，通过临床观察、晤谈，结合相关的心理测验，以及采用相应的心理生理方法对个体的认知功能、情绪状态、意志和行为表现等方面的心理状态进行评估。

（1）认知功能　认知功能由多个认知域构成，主要包括感知觉、思维、注意、记忆、智力、定向力等等。由各种原因引起的不同程度的认知功能损害，称为认知功能障碍。如果某一认知域的功能活动出现异常，称为该认知域的障碍，如感觉障碍、知觉障碍、思维障碍、注意障碍、记忆障碍、智力障碍、定向力障碍等等。

感觉障碍主要有感觉减退、感觉增强等症状；知觉障碍主要有错觉、幻觉等症状；思维障碍主要有思维迟缓、思维奔逸、妄想等症状；注意障碍主要有注意减退、注意转移等症状；记忆障碍主要有遗忘、错构、虚构等症状；智力障碍主要有精神发育迟滞、痴呆等症状；定向力障碍主要有环境、自我定向力障碍等症状。

评估有无错觉，错觉的种类、内容、出现时间和频率，与其他精神症状的关系。是否存在幻觉，幻觉的种类、内容，是真性还是假性，出现的条件、时间和频率，与其他精神症状的关系及影响。

评估言谈的速度和量是否正常，言谈形式和逻辑是否正常，言谈的内容是否符合现实、是否成系统、涉及范围等以及与其他症状的关系，是否存在强迫观念及其相关的强迫行为。

评估是否存在主动注意或被动注意的强度、范围和持续时间等方面的异常。

评估瞬时记忆、短时记忆和长时记忆的完好程度，是否存在遗忘、错构、虚构等症状。

根据个体的文化教育水平，评估个体在一般常识、专业知识、计算力、理解力、分析综合能力及抽象概括能力等方面的智能水平。

评估个体对周围环境和自我状态的认知能力。

（2）情绪状态　情绪情感过程主要包括情绪和情感。情感活动的规律受到破坏，人在认识客观事物的过程中所表现出的某种态度上的紊乱，称为情感障碍。临床常见的情感障碍可表现在心境障碍或病理优势情感，主要有焦虑、恐惧、抑郁、欣快等症状，可表现在对客观刺激发生情感反应的速度、强度与持久性方面的异常，即情感反应异常，如易激惹、情感暴发、情感淡漠、病理性激情等症状；可表现在情感体验与个体其他心理活动或环境的不协调性，即情感协调性的异常，如情感倒错、矛盾情绪等。

评估个体情绪情感反应的强度、持续性和性质，确定优势情感、情感的诱发是否正常、情感是否易于起伏变动、有无与环境不适应的情感。

（3）意志和行为表现　如果个体的意志过程在目的性、主动性、协调性等方面有异常，称为意志障碍。常见的意志障碍可以是病态的自信和固执的行动等意志增强的表现；或是缺乏主动性、进取性等意志减弱的表现；或是缺乏要求或打算、生活被动等意志缺乏的表现。行为是有动机、有目的而进行的复杂随意运动，行为动作和言语活动如果明显增多时，称为精神运动性兴奋，且按其与思维、情感活动是否协调一致进一步分为协调性与不协调性精神运动性兴奋；如果明显减少则称为精神运动性抑制。

评估个体的意志和行为是否符合客观情况，是否与个体的情感一致。

3. 社会功能　评估个体的社会功能是否存在缺陷及其程度，是否与心理状态或生理机能有关。社会功能，体现个体的社会适应状态，主要包括个体的生活自理能力、角色功能、人际交往能力、现实检验能力等多方面。社会功能的缺陷或不全，是心理健康水平的重要指标。

按临床经验标准，根据社会功能的缺陷程度可分为轻度缺损、明显缺损、中度缺损和重度缺损：①轻度缺损，表现为生活能自理，在指导下能独立参加劳动；②明显缺损，表现为生活能自理，无独立劳动能力；③中度缺损，表现为生活自理能力差，经督促能刷牙、洗脸，无劳动能力；④重度缺损，表现为生活及劳动能力丧失，督促也不能料理生活。

（三）评估相关因素

收集相关资料，在护理心理学相关理论指导下，对问题行为、影响因素及其可能的机制进行分析，从而对问题性质做出综合评估。

1. 生理因素

（1）遗传因素　遗传因素在心理行为问题的发生发展中具有不同程度的作用，故需要评估个体的两系三代中有关心理行为问题的情况。

（2）躯体健康状况　如是否有发热、抽搐、昏迷、药物过敏史；是否有感染、中毒等躯体疾病史，特别是有无中枢神经系统疾病；母孕期、围产期是否有并发症等。

（3）理化因素　如是否有酗酒、吸毒、药物滥用等；是否有农药等有毒物质的接触史。

（4）其他生物学因素　如性别、年龄等。

2. 心理社会因素

（1）生长发育史　学龄期的学习生活情况，青春期的发育情况等。

（2）人格特点　判断是否有人格缺陷，如是否孤独、被动、退缩，是否敏感、多疑，是否谨小慎微、过于追求完美，是否冷酷无情，是否易激惹、易冲动，是否过于依赖、感情用事等。

（3）认知特点　如是否存在诸如任意的推断、选择性概括、过度引申、夸大或缩小、“全或无”的思维等认知歪曲。

（4）应对特点　个体在面临压力或困难情境时，所运用的各种应对技巧或应对策略。

（5）生活事件　是否有显著的生活改变，如失去亲人、躯体重大疾病以及工作调动等。

（6）社会支持情况　了解个体的家庭社会情况、家庭的一般状况、与家人的关系，平时待人接物的态度，工作性质、环境和同事的关系等。

（7）其他因素　如个体的生活习惯、宗教信仰等。

二、诊断患者心理问题

心理护理程序的第二步，整理、分析、综合收集到的信息，对患者做综合的心理护理诊断（nursing diagnosis）。

心理护理诊断是对一个人生命过程中的生理、心理、社会文化、发展及精神方面健康问题的说明，这些问题是属于护理职责范围之内，是能用护理方法解决的。

（一）心理反应方面常见的护理诊断

1. 社交障碍　个人社会交往不足、过多或无效。

2. 社交孤立　个人经受到了孤独，并感到是被人强加的消极或威胁的状态。

3. 角色紊乱　个人感受自己的角色有所改变，受到干扰，有角色冲突。

4. 父母不称职　父母不能创造一个能促进抚育子女生长发展的良好条件的状态。

5. 家庭应付能力低下　家庭原来有效的功能因受应激原的挑战而处于失调的状态。

6. 精神困扰　对个人的希望、信息、对社会准则的看法发生紊乱，内心冲突、精神空虚，产生怀疑、行为和情感的异常表现，可以是对各种健康问题的反应。

7. 思维过程异常　由于性格和智力的应付机制障碍所引起的认知活动异常，如思想意识、对现实的态度以及对问题的解决、判断和理解方面受到干扰的状态。

8. 调节功能受损　个人不能改变其生活方式或行为，以适应其健康状况的变化。

9. 绝望　个人处于自认为走投无路，没有能力活动的状态，凡事被动、反应降低、感情淡漠。

10. 个人应对无效　在个人面临生活需求和角色责任时，其适应行为和解决问题的能力有障碍，自诉无力应对。

11. 防卫性应对　基于自我保护型态，个人处于反复表现错误的、过分自信的自我评价状态。这种自我保护型态是为了防卫，对肯定自我利益所感到潜在的威胁。

12. 无效性否认　有意或无意地企图否认对某一事件的认识或意义，来减少有害于健康的焦虑或恐惧的状态。

13. 不合作（特定的）　患者表示愿意合作，但以后由于某些因素影响而没能执行，自己也无力设法减少或消除妨碍获得成功的因素。

14. 抉择冲突（特定的）　当面临选择与危险、失去或对个体生命价值的挑战有关的竞争性行为时，对所要采取的行动无法确定的状态。

15. 睡眠型态紊乱　因睡眠混乱（中断或不足）引起了不适或干扰了生活方式。

16. 娱乐能力缺陷　个体处于对娱乐和活动的刺激不能产生兴趣、参与感降低的状态。由于没有活动而抑郁，诉说无聊。

17. 自我形象紊乱　个体在感知自己身体形象方面受到干扰。由于身体部分缺失或丧失功能或有认知、感受的改变。在情境方面由应激或其他心理社会因素引起。

18. 自尊紊乱　个体对自我及自我能力的评价或感觉是消极的，表现为自我否定、犯罪感等。

19. 情境性自我贬低　一种自我消极的评价或感觉，是过去自我肯定的个体在个体遇到失败或情况发生变化时出现的反应。

20. 感知改变　如个人所接受的刺激有量或型态方面的改变时，伴有对这些刺激的减弱、夸大、曲解或损害的反应。

21. *疼痛*　个体经受或叙述有严重不适或不舒服的感觉。

22. *预感性悲哀*　在实际失落前发生的一种悲哀反应状态。

23. *焦虑*　一种模糊不适感，其来源对个人来说通常是非特异的和不可知的。焦虑时本人不能识别威胁。

24. *恐惧*　由于一种被认为是危险的明确来源所引起的惧怕感。

（二）选择心理护理的诊断

护士从患者入院开始就在不断地通过心理评估及时调整、选择心理护理的诊断，制定更为有效的心理护理措施。选择恰当的心理护理诊断，要求护士针对患者的病史、症状、体征、社会心理因素，真正理解诊断的定义与概念、并能够领会其评估要点、诊断依据、相关因素和护理措施。

（三）排序

患者可能有几个或多个护理问题，护士可以按轻、重、缓、急排序。排序时可参照马斯洛的需要层次理论，即从生理、安全、所属关系、自尊到自我实现。在入院评估时一旦发现患者存在较急（威胁生命）的生理危机和需要立即行动解决的心理问题时，护士应暂停正式的基础资料评估过程，立即进行危机干预。如患者有自我伤害或暴力行为的潜在危险时，不仅需要立即采取相应措施，而且需要有关人员协作，像对待急性心脏病发作一样。

三、拟定心理护理计划

心理护理计划是指对未来工作做出具体安排，就如何解决存在的心理问题做出决策。拟定心理护理计划是心理护理程序的第三步骤，要求护理工作者在对个体现存的或潜在的心理行为问题及其相关因素的评估和判断的基础上，进一步确定护理目标并选择适宜的具体的心理技术。它是针对心理护理诊断提出的护理问题而制定的具体措施，是护理工作者直接对患者实施心理护理的行动指南。护理工作者可以按照心理护理计划规定的内容有条不紊地进行心理护理工作。

心理护理计划的制订必须有严格的科学性和逻辑性，其内容力求完整、全面，突出主要心理护理诊断的内容及措施。在心理护理计划制订过程中，应注意掌握如下几条原则：

1. *心理护理计划必须有明确的目标*　目标是心理护理计划中很重要的一部分，每一项心理护理诊断都要设置相应的目标。目标是期望护理对象在接受护理干预后其功能、认知、行为及情感等方面的改变。

2. *心理护理计划必须突出人格特点*　俗话说："人心不同，犹如其面"，是说世界上没有两个人的心理状态是一样的。心理护理计划的制订应特别注意突出个体化原则，强调护理措施因人而异的重要性。

3. *心理护理计划必须重点突出*　缺乏重点的计划将使目标含糊不清，四面出击则导致护理活动的分散，最终必然使计划落空。因此，心理护理计划的制订，应依据心理护理诊断的排序，针对重点问题制订出可行的护理计划。

4. *心理护理计划必须切实可行*　制订心理护理计划，要充分考虑护患双方的主客观条件，使护理措施有可操作性。在计划制订之前，护理工作者应进行周密细致的调查研究，不仅要了解患者的心理问题，还要深入研究患者的社会、家庭及文化背景等情况，并指导患者参与计划的制订，确保护理计划切实可行。

5. 心理护理计划须有一定灵活性　一切计划都是面向未来的，所以在制订心理护理计划时，要尽可能预见到在心理护理实施过程中可能出现的问题，并事先拟定出应对预案，以便及时为护理对象解决问题，确保心理护理计划的顺利实施。

四、心理护理措施的实施

心理护理实施是心理护理程序的第四步，是实施制订的心理护理计划。

1. 心理护理实施前的会谈　在确定具体心理护理技术和实施方案后，为保证心理护理的有效进行，护理工作者应与护理对象进行会谈。会谈内容主要包括以下几个方面：①介绍心理行为问题病史及诊断；②介绍心理行为问题产生的原因，以相关理论作简单的原理说明；③分析心理行为问题的相关因素，特别指出哪些因素与心理行为问题的维持和发展有密切联系；④说明心理护理实施的必要性；⑤介绍将要采用的心理技术的原理和大致过程；⑥强调心理护理期间主动参与的重要性，如自我监控和完成家庭作业的重要性。

会谈中，应鼓励护理对象表达自己的想法，有助于获取他们的反馈信息，还有助于充分调动他们参与的积极性，从而建立良好的平等合作关系。

2. 具体实施过程　不同的心理护理技术，往往具有不同程度的标准化的模式。例如，贝克认知治疗第一次会谈的推荐结构中依次包括设置日程、心境检查、目前问题的复习、确定问题和安排目标、调整患者认知模式、诱发治疗期望等等。

此外，人是心身的统一体，个体的生理机能与心理状态互为影响。心理行为问题常伴有某些不良的生理表现，而不良的生理状况也会影响个体参与心理护理过程。为促进个体的心身健康，除了心理技术的实施，还需要在对个体的健康状况的护理诊断的基础上，针对性地实施其他有关的护理措施，例如手术前患者都会产生不同程度的焦虑，有时会直接影响到手术效果，术前通过耐心倾听患者的自我倾诉和要求，帮助患者学习放松行为控制技术，对于减轻紧张焦虑和手术后的某些不适具有重要意义。

五、心理护理效果评价与记录

（一）心理护理效果评价

心理护理效果评价是心理护理程序的第五步，是在心理护理实施期间随时对护理效果做出评价，即对护理对象的情况进行分析，了解问题行为改变情况，判断心理护理的进展。经过一段时间的干预，对心理护理的效果进行总的分析和评价，确定是否达到预期目标。如果护理对象情况无明显的改善，首先应分析是否认真执行了计划，其次还要考虑是否是正确的计划。

如治疗进展顺利，患者的心理行为问题得到矫正，新的心理行为模式开始形成，此时要进行一次较全面的评估。可分别通过晤谈法判断心理行为问题的变化，通过对心理行为内容的变化分析本次治疗的进程，通过相应的心理测验并与基础测验做比较，然后总体分析与判断本次心理治疗的效果。

评估是心理护理程序的一个重要环节，由于患者的健康状况是动态变化的，护理工作者应根据动态评价随时调整护理计划。因此，评估贯穿心理护理的全过程。

（二）心理护理记录

心理护理记录，作为心理护理实施过程的原始记载，是心理护理的重要工作内容。记录为各班次护理工作者传达护理对象的信息，维持护理的连续性和完整性，从而确保护理质量具有重要的作用。此外记录还有助于回顾心理状况的变化情况，有助于验证心理行为问题发生发展的影响因素，有助于及时发现心理护理过程中的不利因素和有利因素，且心理护理前后的心理状态的明显差异，会有效调动护理对象参与的积极性。

记录的内容主要包括对个体的心理状态的评估、心理护理目标、心理护理实施的要点、家庭作业情况、心理护理计划、实施情况、患者对措施的反应及护理工作者对患者情况的理解与建议等。可以是单次的分别描述和记录，也可以采用图表动态地记录以上内容。记录时应注意运用客观的、事实性的、可测量的、容易比较的内容或术语描述患者对某项具体措施的反应。通过交谈建立良好的护患关系以取得患者的信任，准确掌握病情和有关护理问题及心理反应，在交谈过程中使患者对自己的病情有所了解。交谈时要注意选择合适的环境、时间、地点（僻静）；和谐的气氛使患者感到亲切，愿意诉说自己的痛苦和困难。护理工作者要注意仪表，并以和蔼、诚恳的态度，同情、关怀的言语，心平气和地与患者进行交谈。注意谈话技巧，首先自我介绍，说明交谈的目的，让患者自己叙述，护理工作者主要是倾听，观察患者的反应和语言表达能力。为了使患者能畅所欲言，在交谈中要及时给予鼓励，希望他继续叙述，同时观察患者的非语言行为。在交谈中注意对患者尊重，对沉默寡言者应多启发，对兴奋多言者不能厌烦，要积极引导。

在收集主客观资料时不仅要了解患者疾病方面的情况，还要了解患者日常生活情况，如饮食、排泄、休息、睡眠、自理能力、爱好、认识能力、对自己疾病的看法、应对能力、存在的思想问题、家庭角色关系以及人际交往等情况。

在交谈中注意观察患者的表情及反应、患者的警觉状态，并连续观察，有意识地注意是否存在否定诊断的迹象以及执行护理措施后的效果等。

护理工作者应掌握一定的体检技能，包括常规生命体征及各系统的检查（望、触、叩、听、嗅等）以便及时发现问题和了解病情变化。制定心理护理目标时，应有明确的针对性，是应针对现存的或潜在的心理护理问题，目标应包括具体达到的效果及时间。

第三节　各类患者的心理特点与心理护理

一、急性病患者的心理特点与心理护理

（一）急性病患者的心理特点

急性病患者起病急，病情进展快，对疾病往往缺乏足够的心理准备，因此心理应激反应会比较强烈。常见的心理反应有：情绪冲动、易激惹，认知狭窄，意志减弱。

大多数急性病患者会出现不稳定的情绪体验，冲动、易激惹。例如有的患者稍有

不如意就大发脾气，而且不听解释和劝告，容易与他人起冲突。

认知狭窄主要表现为注意力局限、思维判断受阻或主观武断，过分注意自己的主观感受而忽视周围其他事物，无法集中思维，思维不连贯，过分依靠主观判断。例如有的患者表现刚起病时完全不知所措，无法进行正确判断和思维，甚至不能讲清个人资料和叙述病情。

受突发疾病的打击，多数患者还会出现意志减弱的表现。有的患者本来意志很坚定，发病后却变得优柔寡断，意志消沉，不再坚持自己的原则和主张。

（二）急性病患者的心理护理

1. 建立良好的护患关系，缓解紧张气氛　由于起病急，缺乏足够的心理准备，所以急性病患者情绪往往比较紧张，容易产生恐惧感和焦虑感。这时，医护人员应该主动关心患者，主动介绍与疾病和治疗相关的各种信息，以亲切的态度和语言给患者温暖的感觉，使其逐渐放松因恐惧和焦虑带来的紧张情绪，更好地配合治疗。

2. 提供专业的护理服务，增加患者的安全感　急性病患者由于强烈的应激反应，大多感到安全感面临重大的威胁，医护人员应该尽力为其提供安全的感觉。所以要求医护人员拥有过硬的专业技术和心理素质，遇事不慌、沉着冷静，对患者的操作轻盈利索、准确到位。医护人员严谨的工作作风和良好的操作技术，一方面能减少患者在治疗过程的不适和痛苦，一方面也能带给患者信心，增加其安全感。

二、慢性病患者的心理特点与心理护理

（一）慢性病患者的心理特点

慢性病患者由于长期承受疾病的折磨，所以往往会产生比较复杂的心理活动。具体表现为：

1. 悲观失望　有的患者长期经历疾病的折磨，对治疗缺乏信心，自我价值感降低，感到悲观失望；而有的患者因为长期的生病，严重影响其工作、生活和人际关系，而对此感到沮丧和不安。

2. 敏感多疑　疾病的折磨会使患者的性格变得敏感多疑，总爱猜测疾病的发展情况，或者怀疑他人对自己有所隐瞒，变得不信任人，过分关注自身的疾病和自己的主观感受。

3. 情绪波动　慢性患者的情绪可能会随着病情的变化而起伏波动很大，病情稍有好转就情绪高涨、盲目乐观；一旦病情反复就垂头丧气、消极气馁。

4. 被动依赖　由于长时间处于患者角色，有的慢性病患者出现了“角色强化”的行为，习惯性地依赖他人，不愿自理生活、不愿活动、不愿思考，总渴望得到他人更多的关注和照顾。

（二）慢性病患者的心理护理

针对慢性病病程长、易反复的特点，其心理护理要以鼓励安慰为主，并尽量创造有利于患者心理调节的医疗环境，激发患者自身与疾病抗争的意志力。

1. 耐心鼓励　医护人员要体谅患者长期受病痛折磨的痛苦，对患者耐心体贴，经常与他们谈心，了解其心理变化。以鼓励安慰为主，培养其坚强的意志力，调动其抗病的积极性，增强其与病魔斗争的勇气。

2. *创造医疗环境* 考虑到患者长期单调的生活，医护人员可有意识地对环境进行一些改变，如定期张贴不同的宣传海报、经常变换食谱，鼓励患者欣赏音乐、绘画、看电视、听广播等，活跃和丰富病房生活。

3. *提高患者对疾病的适应性* 让慢性患者接受疾病存在的现实，“既来之则安之”，鼓励患者通过锻炼来改善自己的适应能力，积极主动克服困难，争取各项指标达到最佳状态。在慢性病治疗过程中既要劝说患者安心养病，又要鼓励他们为日后恢复正常生活进行准备，使患者摆脱依赖心理，克服习惯化心理，以尽早达到心理上的康复。

三、手术患者的心理特点与心理护理

（一）手术患者的心理特点

手术是治疗疾病的主要手段之一，手术给很多患者的康复带来希望，但由于手术过程存在风险，所以很多患者在期盼做手术的同时也出现了强烈的应激反应，而且术前术后又有不同的心理特点。

1. *术前心理反应* 不管手术是大是小，它对患者来说都是一种应激源，所以都会产生应激反应，主要以恐惧和焦虑为主。尤其是那些不清楚手术意义、不了解手术过程、害怕疼痛、总担心出现意外的患者，其术前的恐惧和焦虑就更为强烈。有的患者在等待手术的日子里，总吃不下饭，睡不好觉。有的患者由于精神过度紧张，在进手术室前出现大汗淋漓、心跳加速，室上性心动过速发作，不得不改期手术。

2. *术后心理反应* 大多患者在术后都会有比较乐观积极的情绪，但由于其躯体组织在术中受到不同程度的损伤、伤口剧烈的疼痛，加上躯体活动受限、或怕伤口开裂流血，所以大多又产生焦躁不安的情绪，尤其是那些对术后情况估计不足的患者，这种不期而至的痛苦躁动就更为明显。

那些接受器官摘除、器官功能改造、截肢的患者，则可能出现强烈的抑郁情绪，主要表现为不愿说话、不愿活动、食欲减退、睡眠障碍等。持续的抑郁不仅对躯体的康复不利，甚至可能因此出现极端的心态，产生轻生的念头。

（二）手术患者的心理护理

1. *术前心理护理*

（1）对手术作必要的解释 为避免因对手术的认识不足导致的恐惧焦虑，医护人员在术前应该为患者介绍手术的过程、手术中和手术后可能出现的不适感、患者该如何配合及其他各种注意事项，并以肯定性的语言强调手术的必要性和安全性，给患者勇气和信心。

（2）了解患者的心理感受 术前医护人员要及时了解患者的心理感受，对较严重的心理反应要及时疏导调适，并利用积极的语言暗示增强患者的信心。

（3）帮助患者进行放松训练 教授患者放松的方法，如利用想象转移注意力，用调节呼吸的方法进行肌肉的放松。

2. *术后心理护理*

（1）及时告知手术情况 在术后，患者最想知道的就是有关手术达到的效果，所以医护人员应该及时告知，消除患者的疑虑和焦虑。

(2) 积极的语言暗示 术后医护人员宜用亲切的态度祝贺患者完成手术，并鼓励他勇敢面对术后的伤口疼痛及行动不便。适当运用语言暗示、分散注意力等方法，减轻因过于关注伤口的疼痛而造成烦躁。在恢复过程中，要鼓励并协助患者适当活动，减少患者角色强化的行为。

(3) 密切关注患者的消极情绪 尤其对于器官摘除、截肢的患者，要密切关注其情绪变化。对于出现情绪异常的患者，要及时进行心理治疗，引导他们调整认知、接受现实。

四、传染病患者的心理特点与心理护理

(一) 传染病患者的心理特点

传染病患者不单要承受疾病本身的痛楚，还要忍受因疾病的传染性而被限制活动的苦闷感和受别人疏远排斥的孤独感。

1. 自卑敏感 由于疾病的性质，社会上有些人会对传染病患者保持距离，甚至一些急性传染期的患者还受到隔离，传染病患者的自我价值观因此大受打击，形成强烈的自卑心理。有的人变得性格孤僻，不与任何人来往；有的过分关注身体的变化，行为神经质；有的常常揣度别人对自己疾病的看法，敏感多疑；有的故意隐瞒病情，不敢让人知道自己所患的疾病。

2. 愤怒情绪 有的人对自己得病的原因不能释怀，总怨恨别人把疾病传染给自己，怨天尤人，甚至迁怒于其他人，对社会做出报复行为；有的因愤怒情绪而变得易激惹、爱发脾气。

(二) 传染病患者的心理护理

1. 科学地讲解疾病的知识 医护人员应理解传染病患者的心理反应及其情绪变化规律，向患者及其家属解释所患传染疾病的科学知识，包括传播途径、预防措施、治疗方法和注意事项等，强调及时治疗或隔离的重要性，说服患者遵守制度、配合治疗、安心养病。

2. 创造良好的探视条件 由于患者在患病后社会交往明显减少，只能在规定探视时间和亲友会面，护理人员应尽量创造良好的探视条件，如电视探视，适当增加探视次数，尽可能满足患者的需要，消除有碍于疾病好转和康复的消极情绪和不必要的顾虑。

3. 树立信心，战胜疾病 某些传染病根治较为困难，病程较长，并有难以治愈的后遗症，因此这类患者容易悲观、失望、敏感、多疑，他们往往格外关注自己，十分重视别人对自己的评价。护士应根据这些患者的特征，劝慰患者积极配合治疗，密切护患关系，取得患者的信心，增强患者战胜疾病的信心和勇气。

五、重症监护患者的心理特点与心理护理

(一) 重症监护患者的心理特点

重症监护患者由于病情危重，病房环境的特殊，所以患者心理问题往往也比较严重。其心理变化一般可分为4个阶段：

1. 恐惧心理 由于病情的突然发作或突然恶化，进重症监护室的第1~2天，患者

内心充满了惊慌，而重症监护病房的各种医疗设备制造了一个充满紧张的环境，加上离开了家属的照顾，让患者产生极度无助的恐惧感。

2. 否认　当急性症状略有控制之后，有的患者出现了心理否认反应，认为自己已经好转，无须再住在冷冰冰的重症监护室。

3. 忧郁　在适应了重症监护的治疗之后，有的患者开始对未来进行思考，并产生强烈的消极情绪，他们意志消沉、自我价值感丧失、对未来极度担忧。

4. 依赖　有的患者担心离开重症监护室后再不能得到精心的护理和治疗，而对离开重症监护室产生严重的焦虑。

（二）重症监护患者的心理护理

1. 人性化的关注　由于患者离开熟悉的亲人被送进终日与机器设备为伴的重症监护室，医护人员是唯一能与之沟通的人，所以医护人员应尽可能地关注患者的心理需要，可以用简单的心理安慰、适当的保证，使之减轻初期的恐惧心理，以尽快适应监护环境。当急性症状略有控制后，患者心理上否认自己有病或认为虽有病但并不需要住进监护病房时，护士应耐心解释，说明监护对于这种疾病恢复的重要性，并做好生活上周到细心的护理。

2. 对于中期抑郁的患者，护士应向患者说明进入监护室的必要性和安全性，病情允许时让家属到监护室看望或陪伴患者，从而减轻患者的孤独和寂寞，有利于消除抑郁的不良情绪。

3. 对于即将撤离监护室的患者，由于病情好转，对监护病房容易产生适应和心理依赖，担心离开重症监护病室后，再次复发而不能得到有效及时抢救，因此不愿离开。为此护士应做好告知工作，对各个治疗项目不可停止，以消除后顾之忧，减轻患者的焦虑反应程度。

六、肿瘤患者的心理特点与心理护理

（一）肿瘤患者的心理特点

1. 否认与侥幸　当刚得知诊断结果时，患者常出现典型的否认心理防御，不肯接受诊断结果，存在侥幸的心态，认为可能是误诊，结果四处求医，希望能否定原先的诊断。

2. 恐惧　当明确诊断后，患者会出现严重的恐惧情绪，表现为心慌、眩晕、极度惊慌、甚至出现木僵状态。

3. 愤怒　在接受了诊断结果后，患者的心理开始转向愤怒，变得烦躁易怒、悲观沮丧，常无端发火，甚至出现攻击行为。

4. 求存退缩　度过了各种不适应阶段之后，患者不再反抗，表现出积极的求生本能，配合医疗护理工作，甚至千方百计寻找民间治疗方法以求生存。

5. 平静　在疾病的晚期，患者逐渐平静下来，有的冷静地接受现实，平静地继续治疗；有的出现绝望的心态，放弃希望；有的有条理地安排后事，准备默默离开人间。

（二）肿瘤患者的心理护理

1. 人性化的告知　医护人员可以根据疾病严重程度、患者的人格特征、应对能力的不同、社会支持体系的强弱，审慎灵活地决定将诊断结果告知患者的时间和方式。

对于有一定文化知识、心理承受能力较好的患者，可以选择直接告知；对于对疾病缺乏认识、性格软弱、感情脆弱的患者，可选择婉转的表达方法。

2. 培养患者坚强乐观的心态　肿瘤的发展一定程度上受心理因素的影响。人格坚强、乐观的患者治疗的效果往往较好。所以医护人员应该鼓励患者保持乐观的心态，鼓励患者做些力所能及的事情，积极面对现实，不放弃、不退缩，还可以以已治愈的患者做榜样，鼓励患者树立信心。

3. 创造良好的医疗环境　医护人员应该尽量创造良好的医疗环境，激发患者对生活的热情，对生命的珍惜，树立与疾病抗争的信心。

4. 适当的心理治疗　使用放松疗法、音乐疗法等技术，帮助患者放松心情、减轻疾痛。

七、临终患者的心理特点与心理护理

（一）临终患者的心理特点

临终患者由于医治无效，面临着死亡的威胁，经历了从否认到接受、从愤怒到平静的各种变化。这些变化一般可分为以下五个阶段，即否认期、愤怒期、妥协期、抑郁期、接受期。

1. 否认期　大多数患者得知医疗无效，将面临死亡的时候，第一个反应是“不可能”，拒绝接受现实。有的患者不但否认疾病恶化的事实，还谈论病愈后的设想和打算，或者表现得若无其事。

2. 愤怒期　当开始接受现实之后，患者求生欲望和绝望交织在一起，导致了强烈的心理冲突，表现为失去理智的烦躁不安和愤怒，粗暴地对待医护人员、家属和朋友等与其接近的人。

3. 妥协期　虽然是无可奈何，但患者终于从心里接受了现实，不再愤怒和烦躁，而是相对平静安详地对待他人，顺从地接受治疗。

4. 抑郁期　当患者自己已经觉察到身体状况日趋恶化，很快面临垂危的时候，情绪日渐消沉，表现出强烈的伤感、抑郁和绝望。大多数患者在这个阶段不愿说话，终日沉默，暗自落泪，并默默安排后事。

5. 接受期　这是临终患者的最后阶段，患者内心变得平静，情感减退，喜欢独处，对死亡的来临已做好心理准备。

（二）临终患者的心理护理

对临终患者的心理护理主要是以关怀和减轻痛苦为主，使患者在心理上获得最大的支持和安慰。

1. 否认期的心理护理　对患者对疾病的否认，医护人员应该给予理解和支持。不必揭穿患者自欺欺人的心理防御，也不必强行劝说患者回归理智。除了做好患者的心理护理，同时也要提醒家属顺应患者的心理需要，使患者得到心理上的满足。

2. 愤怒期的心理护理　医护人员要对患者的痛苦和愤怒充分地理解和宽容，把患者的愤怒情绪看作其心理宣泄的途径，还要鼓励家属多体谅、多接纳。

3. 妥协期的心理护理　妥协期患者的态度是合作的，情绪也较稳定，所以医护人员可以适当地与之讨论关于生命的看法，了解患者的思想和心愿。倾听患者诉说，满足他的要求，尽量使其身心舒适。

4. 抑郁期的心理护理　在这阶段，医护人员应尊重患者的情绪表达，安排家属多探望和陪伴，并嘱咐家属控制情绪，不再增加患者的悲伤。还要防止患者因过度抑郁而产生轻生的行为。

5. 接受期的心理护理　医护人员应该尊重患者的选择，尽可能为之提供安静、舒适、单独的环境，和家属一起给予患者最大的支持和关怀，让患者在安详的环境中告别人世。

八、儿童患者的心理特点与心理护理

（一）儿童患者的心理特点

儿童的心理发育还不成熟，对父母有着强烈的依赖，需要成人的照顾和关心，在疾病的打击下心理则更加脆弱，主要有以下表现：

1. 恐惧　疾病的痛苦和治疗过程的不适感，都会让儿童患者产生恐惧的心理。有的儿童患者对疾病还不理解，以为生病就是意味着死亡，所以更加惊恐。

2. 焦虑　由于离开熟悉的家庭环境，进入医院这个特殊的地方，周围都是陌生人和各种冷冰冰的设备器械，儿童患者容易产生焦虑的情绪反应，感到强烈的不安和焦躁。

3. 依赖与退行　儿童本来就对成人，尤其是父母有着强烈的依赖，在患病之后，身体的不适感和父母的关注更强化了其依赖行为。有的甚至因为过分地依赖而出现退行行为，如不能独立进食、睡前哭闹、尿床等。

（二）儿童患者的心理护理

1. 以熟练的技术减少儿童患者的恐惧　对待儿童患者，医护人员尤其要注意操作的轻盈利索，尽量减少儿童患者的痛苦，避免由于痛楚带来的恐惧。

2. 用儿童熟悉的语言与之沟通　与儿童患者沟通时，尽量用生动的语言、轻快的语调与之交谈，可以用儿童熟悉的卡通形象、英雄榜样来鼓励他们。避免过于职业化、成人化的语言。

3. 创造儿童化的医疗环境　医护人员可以为儿童设置活动区，摆放玩具和书籍，以消除儿童患者因陌生的环境而产生的焦虑心理。

4. 允许父母陪伴治疗　父母能给儿童患者安全的感觉，所以有父母的陪伴，可以很大程度地减少他们焦虑恐惧的情绪。

九、老年患者的心理特点与心理护理

（一）老年患者的心理特点

1. 自尊心强　由于年龄较他人大，老年患者一般认为自己应该受到尊敬、得到重视，对他人对待自己的态度也比较敏感。

2. 自卑感　有的患者在患病后自我价值感降低，总觉得“人老不中用”，担心自己成了子女、社会的负担，而产生自卑的心态。

3. 固执　很多老年患者由于接受新生事物较少，所以对自己固有观念非常执著，听不进他人的劝告。

4. 疑虑　有的老年患者由于周围同龄朋友的离世，总担心自己的病情是否加重或者出现其他问题，成天疑虑，惶惶不可终日。

5. 退行　有的老年患者在遭遇疾病应激之后，出现退行的心理防御，表现为思想和行为幼稚、情绪不稳定、自控能力差。

（二）老年患者的心理护理

1. 尊重老人　老年患者突出的心理要求是受到重视和尊敬，因此对老年患者的尊敬是护士的重要品质。对老年患者称呼要有尊敬之意，言行要有礼貌，举止要庄重，谈话要有耐心。而且听他们讲话时要有爱心，回答询问要慢，由于老年人听力下降，讲话声音要大些。对老年患者决不能奚落、挖苦，损伤他们的自尊心。

2. 关心老年患者　对老年患者的关心应从生活安排和心理调适两方面帮助，做到精神支持和对其生活无微不至的照顾。精神支持是指密切地关注老年患者的心理变化，掌握他们的心理需求，护士要针对其问题进行耐心的解释，打消他们的顾虑，增强解决问题的信心。要学会设身处地地从老年患者的角度考虑他们的问题和困难，帮助解决，而不仅仅是同情他们。老年患者住院治疗，因打破了习惯的生活方式，而感到生活很不方便，但又不肯经常求助别人，因此护士对老年患者的住院生活要更加细心照顾。护理老年患者时要勤快、细心、耐心、周到、不怕麻烦，要充分考虑老年患者的特点和习惯，如把物品放在容易取到的地方，饮食上尽量适合老人的口味，不要勉强他们吃不喜欢的食物，提供安静、舒适、温暖、安全的睡眠环境。同时，病室设备和布置要考虑老年人运动的需要，如走廊、厕所及浴缸两边应有扶手，病室放有轮椅，地面干燥不滑等。

3. 组织老年患者参加文体活动，鼓励互相交流　护士要讲解一些疾病和保健基本知识，可邀请一些有经验的、恢复较好的患者现身说法，传经送宝，提高老人战胜疾病的信心。还可安排老人进行一些集体运动，如室外散步、打太极拳、练气功等，可起到调节老人情绪、克服孤独感的作用。老年人易忘事、刻板、古怪等，应给予积极的帮助，如帮助老人指定日常生活时刻表，按时提醒，以保持行动的计划性。

4. 创设尽可能多的社会支持　调动老人的各种社会关系，在精神和物质上给予关怀，要告诉患者家人多来探视，给老人带喜欢吃的东西。鼓励患者亲友、老同事及单位组织派人看望，亲人、朋友、同事的探望哪怕几分钟，对老人而言也是莫大的安慰。

综合测试

一、A1 型题

1. 心理护理的目标有
   A. 满足患者的合理要求　B. 创造良好的护理环境　C. 提高患者的适应能力
   D. 消除不良的情绪反应　E. 以上全是
2. 有关心理反应方面的护理诊断常见的有
   A. 社交障碍　B. 睡眠型态紊乱　C. 思维过程异常
   D. 自尊紊乱　E. 以上全是
3. 在心理护理计划制订过程中，应注意掌握的原则有
   A. 必须有明确的目标　B. 必须突出重点　C. 必须切实可行

D. 必须突出人格特点　　　E. 以上全是

4. 心理护理的记录的作用包括

A. 记录为各班次护理工作者传达护理对象的信息，维持护理的连续性和完整性

B. 有助于回顾心理状况的变化情况

C. 有助于验证心理行为问题的发生发展的影响因素

D. 有助于及时发现心理护理过程中的不利因素和有利因素

E. 以上全是

5. 心理护理记录的内容包括

A. 心理护理目标　　　B. 心理护理实施的要点　　　C. 家庭作业情况

D. 心理护理计划及实施情况　E. 以上全是

二、名词解释

1. 心理护理　　2. 心理护理诊断

三、填空题

1. 心理护理的目的________、________。

2. 心理护理的实施程序包括________、________、________、________和________等五个步骤。

（刘端海）

第八章 护理工作者的心理品质及其培养

【学习目标】

掌握：护理工作者的职业角色种类；护理工作者角色适应的内涵；护理工作者心理品质的概念、结构。

熟悉：护理工作者的职业角色失调；护理工作者心理品质的评估与培养的内容。

了解：影响护理工作者角色的因素；护理工作者心理品质与管理的关系。

第一节 护理工作者的角色心理

一、护理工作者的职业角色

角色概念来源于戏剧。所谓角色，是指个人在社会关系体系中处于特定社会地位，并符合社会要求的一套个人行为模式。具体而言，当以个人在社会组织或社会团体活动中所具有的身份或所分担的任务来说明其社会行为的功能时，即为社会角色。

护理工作者的职业角色（professional role）是指社会对护理工作者所期望的行为模式及相应的心理状态。护理工作者是医疗卫生系统中受过护理专业教育，掌握护理理论、技能和病房管理知识，并具有卫生保健、预防工作能力的人员。个体一旦按社会对护理工作者所期望的行为模式行为，就进入了护理工作者的职业角色。护理工作者职业角色可概括如下：

1. 照顾者（caregiver） 在临床工作中，照顾患者，为患者提供直接人性化的护理服务，满足患者生理、心理和社会各方面的需要，是护理工作者的首要职责。

2. 管理者（manager） 每个护理工作者都有管理的职责。护理领导者管理人力资源和物资资源，合理组织护理工作的实施，协调与控制管理的目的是提高护理的质量和效率；普通护理工作者管理患者和病区环境，保证护理对象得到优质护理服务，促进患者早日康复。

3. 教育者（educator） 护理工作者在许多场合行使教育者的职能。在医院，对患者和家属进行健康教育，讲解有关疾病的治疗护理和预防知识，同时有带教护生的任务；在社区，向居民宣传预防疾病，保持健康的知识和方法；在护理学校，向护理学生传授专业知识和技能，促进其专业成长。

4. 计划者（planner） 护理工作者运用护理专业的知识和技能，为患者制定系统、全面、整体的护理计划，促进患者尽快康复。在这个过程中要求护理工作者具有深刻的思维判断、观察分析能力和果断的决策能力。

5. 维护者（protector） 适应新时期角色多元化的发展要求，护理工作者将成为患者健康教育的主力军和合法权益的维护者。护理工作者有责任帮助患者理解来自各种途径的健康信息，补充必要信息，帮助患者作出正确的选择，保护患者的权益不受侵犯和损害。

6. 协调者（coordinator） 有效的协调沟通能力是护理工作者必须具备的基本素质之一。护理工作者要做好与其他健康专业人员之间、医患之间、护理对象和家属之间的沟通协调，相互配合和支持，并紧密合作，使护理对象获得最适宜的整体性医护照顾。

7. 示范者（modle） 护理工作者应在预防保健、促进健康生活方式等方面起示范作用。在患者的心目中，护理工作者是他们所认为的护理权威，护理工作者的言行直接影响着患者的行为和活动。因此，护理工作者利用患者对自己的职业信任，影响患者和他的家庭，使之建立健康的行为和生活习惯，从而达到期望的护理目标。

8. 咨询者（counselor） 护理工作者有责任为护理对象提供健康信息，给予预防保健等专业指导。护理工作者通过给患者专业知识的支持，使患者对自身的状况有一个清楚的认识，并通过指导使患者能够积极地配合治疗和护理工作。护理工作者要认真听取患者及其家属的倾诉，以善解人意的言行，引导患者正确认识自身疾病，树立战胜疾病的信心，缓解患者的焦虑情绪，减轻心理压力，起到咨询顾问的作用。

9. 研究者（researcher） 开展护理研究，完善护理理论，推动护理学科不断提高和发展，每个护理工作者都应承担护理科研的任务。因此，护理工作者应该在日常工作中勤于思考、积极钻研、善于总结，追求新知识，进一步发展现代护理理论，并以此作为护理实践的科学基础，然后研究这种理论对护理专业的现实影响。

> **课堂互动**
>
> 传统观念上护理工作者就是管打针、发药，但新时代的护理工作者不仅能完成好日常护理，他们还是医生的好帮手、患者的好朋友。俗话说："三分治疗，七分护理"，那么，护理工作者的护理还应该包括哪些方面，以此来增强护理工作者一切为患者服务的意识，让患者满意，并提高整体护理质量？

二、影响护理工作者角色的因素

1. 人格因素 护理工作者不可避免地带着自己的人格色彩进入护理工作中，人格差异会使他们处事、对待患者的态度方法不同，甚至会影响正常的护理工作。如一人格内向的护理工作者，在患者面前经常表现出寡言少语、外表冷淡，对患者的反应不热情，这样患者就可能会认为该护理工作者对其不关心不重视，使患者质疑医院的服务态度，影响到护患关系及正常的护理工作。

2. 工作经历 护理工作者的职业经历对其角色适应也会产生影响。一般情况下，刚参加工作的护理工作者，由于刚跨出校门，期望值较高，有较强的成就感，但由于工作经验不足，缺乏应对能力，一旦遭受挫折后，易出现强烈的应激反应，影响护理工作者角色的扮演；相反，一个有较多工作阅历、经验丰富的护理工作者面对应激时显得从容不迫、应对自如。

3. 职业教育 职业教育是一种培养专门人才的特色教育。职业教育的灵魂，是职业态度的教育，而职业态度的教育，则是护理工作者角色形成和发展的核心。具有积极的职业态度，护理工作者才能在职业角色的发展中，充分发挥自身的主观能动性。若职业教育不良，则会影响护理工作者职业角色的发展。

4. 社会支持　护理工作者每天面对的是患者、患者家属、医生、后勤人员等，由于经验上、认识上的差别时有矛盾发生，尤其是受到误解，甚至受到人身攻击时，很容易产生委屈、压抑等心理问题。此时如得不到同事、家人、亲戚、朋友等的宽慰、理解和支持，就会引发护理工作者角色行为的失调。

5. 职业倦怠　职业倦怠是一种情绪衰竭、人格解体、个人成就感降低、心理能量在长期奉献给别人的过程中被索取过多而产生极度的心身疲惫和情感耗竭的综合征。护理工作者作为服务于人群的职业群体，容易在工作中逐渐出现自卑、冷漠、厌恶工作、失去同情心等表现，并导致工作效率下降、缺勤和辞职的倾向增加。研究表明，护理是卫生保健行业中压力最大的职业之一，国外学者甚至将护理工作者职业倦怠描述为“护理工作者职业性癌症”。因此加强护理工作现状的研究并不断改善护理工作者工作环境，提供社会支持，培养健康人格等措施对缓解职业倦怠、保障护理工作者的身心健康显得尤为迫切。

三、护理工作者的角色适应

从事护理工作的人员必须学会对自己所扮演的角色、护理对象、护理环境、护理工作的强负荷的适应。

（一）适应自己所扮演的角色

加强护理工作者职业意识和知识能力的培养，是塑造良好的职业形象，适应自己所扮演角色的重要因素。在教育培养中可以从以下几个方面进行：

1. 在专业课学习中加强《护理发展史》的学习，学习护理前辈的创业精神，增强职业荣誉感和使命感。

2. 进行岗前心理教育，实施心理引导，树立做好护理工作的信心及克服困难的心理准备。

3. 激发护理工作者的职业潜能，通过成功的护理个案总结，让护理工作者认识到其工作的价值，塑造良好的职业心态。

4. 结合当期市场经济的形式进行教育，以适当的职业危机感刺激护理工作者的职业进取意识。

（二）适应护理对象

护理工作者为护理对象所提供的专业性帮助，有助于护理对象的康复，但如果稍有不慎也会给患者带来负面影响，因此，必须尽快适应护理对象，确保护理质量。

1. 了解护理对象的心理特征，可通过观察、访谈或测试了解患者的特点，以便采取因人而异的护理措施。

2. 了解患者的需要，包括生理的、心理的与社会的需要。

3. 提高护理观察能力和技术操作能力，及时发现病情变化并及时处理。

4. 加强护患沟通，在护理过程中，注意保持与患者及家属的交流合作。沟通态度要真诚，建立相互信任的护患关系。

（三）适应护理环境

不同病区以及病种的工作负荷不同，护理工作者紧张的程度也不同，护理工作者应学习适应工作环境的变化。

1. 危重病区　如在心血管病房、急诊室和监护病房工作的护理工作者，除掌握过硬的护理技术本领外，还要掌握应激的自身心理调节。既能“急中生智”，应对紧张局面，又能在事后及时放松，使之与环境保持一致。

2. 慢性病区　如在消化病房、呼吸病房、小儿科、中医病房等，由于病程长、相互接触时间多，护理工作者应平和、温良。但要稳中见效，以能适应病情的变化。

3. 传染病区　在传染病房，护理工作者首先必须具备传染病的消毒护理知识，切实做好隔离防护，消除不必要的紧张、恐惧心理。

（四）适应护理工作的强负荷

造成护理工作负荷过重的原因，往往由护理工作者的数量、工作病区的性质、身体素质及心理品质决定。因此，护理工作负荷的适应不仅需要自身的努力，更需要社会的支持和行政手段的干预。

1. 医院应合理增加护理工作者编制，合理调配人员，合理分配劳动所得，改变当前超负荷工作状态。

2. 管理中应切实重视护理工作，努力改善生活环境，改进护理装备，为护理工作者创造良好的工作环境和条件，把护理工作摆到与医疗工作同等重要的位置。

3. 在健康服务中，加快培育和拓展护理市场，使护理工作成为真正的终身职业。

4. 护理工作者应做好职业心理调节，学会有计划工作，巧妙交替脑力和体力劳动，尽可能提高自身素质，减少工作压力的负面影响。

第二节　护理工作者的心理品质

一、护理工作者心理品质的概念、结构及要求

（一）护理工作者心理品质的概念

心理品质（psychological qualities）是个体在生理条件基础上，受护理工作者职业角色化环境影响（教育、实践和环境适应），逐渐形成的适应护理职业的比较稳定的、基本的心理本质特征。可表现出护理工作者个体独特的精神风貌，反映护理工作者个体对己、对人和对事的态度、情感及行为模式。

（二）护理工作者心理品质的结构

心理品质包括一个人的性格品质、心理能力、心理动力、心理健康状况及心因性行为五个方面。

1. 性格品质（personality quality）　性格是指人对现实的态度和行为方式中表现出来的稳定的心理特征，在人的人格中具有核心意义。不同的性格品质在自身及社会价值上存在着质的差别，有优劣之分，将直接或间接制约其他方面。同时，它的形成是在心理能力的训练中、在心理动力的促动下、在心理健康状态的影响下、在行为结果的反馈中，逐步强化、积淀而成的。

2. 心理能力（mental ability） 心理能力主要是一个人从事心理活动所需要的能力，如自我意识能力、自我发展及人际关系的协调能力、适应社会、生活与环境的能力等。这些能力的形成当然是综合素质作用过的结果，但首先离不开优良的性格品质、强大的动力、健康的心态及良好的行为习惯，其强弱又反作用于心理品质的其他方面，并直接制约行为表现。

3. 心理动力（psychological motivation） 心理动力是指由个体的需要、兴趣、动机以及信念、理想、世界观、价值观、人生观等人格心理倾向所产生的，来自主体自身的驱动力。它既有动力大小的量的水平差异，同时，因其行为的目的指向所带来的结果可能有益、也可能有害于自身或社会，因而在考察其心理动力大小的同时，还应当注意其动力所指方向是否适当。心理动力是一个人的性格优化、能力强化、心态健化、行为良化的内在力量源泉，它对于性格的塑造、心理能力的训练、心理健康状况及行为积极性可起到促进或阻碍作用。同时，心理品质其他方面以及人的整体素质又会对心理动力的大小产生强化或弱化的影响，特别是人生观、价值观、世界观等高层次的人格心理倾向和思想道德素质左右着心理动力的目标指向。

4. 心理健康（mental health） 从心理学的角度讲，心理健康的标准对于不同的人有着不同的理解。在这里我们仅以心理健康最起码的要求作为标准来衡量，即看个体是否存在情绪、认知、性格缺陷等方面的心理障碍，有没有心理疾病。性格健全、具备必要的心理能力、行为适应良好、内在动力强大而又积极，这些既是心理健康的条件，又是心理健康水平高的标志。而心理健康水平低下正是心理品质不良的必然结果。反过来，心理健康状况又直接制约心理品质的提高，并直接导致行为的改变。

5. 心因性行为（psychogenic behavior） 心因性行为是指直接由个体的性格品质、心理能力、心理动力及心理健康状况所引发的行为表现。此外，人的行为中还有一部分是属于环境压力所导致的被动服从行为。心因性行为表现的适应与否是一个人心理品质高低与否、心理健康与否的外在体现。而心因性行为所带来的结果又反过来影响性格品质、心理能力、心理动力及心理健康。这里的适应一方面要看其是否适应社会及环境要求，另一方面要看一个人的自觉行为表现是否与其年龄及特有角色相符合。

综上所述，以上五个方面是紧密联系、互为基础和条件的。既可互相促进而进入良性循环，也可能互相制约而陷入恶性循环。其中性格品质是最基本的、长期发挥作用的、相对稳定的因素，居于最基本的位置。心理能力是心理品质的直接体现，是主干成分。心理动力是心理品质中最活跃、影响最直接也最全面的因素。

> **课堂互动**
>
> 做一名合格的护理工作者，应当具备良好的心理品质。有学者列出如下十条：①高尚的道德和真挚的同情心；②敏锐的观察力；③准确的记忆力；④独立的思维能力；⑤灵活的注意力；⑥积极而又稳定的情绪；⑦良好的性格；⑧美好的语言；⑨娴熟的技术；⑩良好的人际关系。对照护理工作者心理结构，上述十条心理品质可划分为哪些类别？

二、护理工作者心理品质与管理的关系

具有良好心理品质的护理工作者，再加上科学的职业管理，将是促进现代护理学科发展及护理工

作者人才队伍整体水平提高的"最佳组合"。两者彼此相辅相成，缺一不可。对同一管理水平的管理者而言，他所管辖的护理工作者的心理品质的优劣，将直接影响其管理的绩效及难易程度；而对同一职业心理水准的护理工作者来说，管理者的职业管理水平如何，同样对护理工作者心理品质的发展进程具有决定性的影响。因此，为了促进护理工作者心理品质的优化，管理者要做到以下几个方面：

1. 更新观念并澄清概念，是优化护理工作者心理品质的首要前提　很多人不能准确把握护理工作者"心理品质"的概念，尤其是在涉及其具体内涵时，往往把它与"善良、人道、情趣高尚、无私奉献"等一些道德判断的概念相混淆。一些管理者已习惯把"护理工作者职业心理品质"这个心理学概念混同于一些职业道德概念。若不能将其正确地区分，势必导致管理者在实际工作中出现偏颇，误导管理工作中解决问题的思路，有时甚至引起下级反感或内心冲突，造成护理工作者的心理压力加大，以致其可能在日后的工作中迁怒于患者，形成恶性循环。同时使护理工作者自身产生职业角色行为的困惑，对自已成功的扮演职业角色丧失自信心，以致与良好职业心理品质的偏差越来越大。因此，更新陈旧观念，澄清模糊认识，是现代管理者致力于护理工作者职业心理品质优化的基本前提。

2. 维护"健康使者"的身心健康，是促进管理者优化护理工作者职业心理品质的重要目标　护理工作者通常被人们称之为"人类的健康使者"，他们"不仅要帮助患者恢复健康，而且要使健康人保持健康"，这充分体现了护理职业的重要社会功能。而"健康使者"队伍的健康状况能否承担起为全人类提供健康保障的重任，对于他们的工作对象是十分直接和至关重要的。所以，作为管理者，只有高度关注本职人群的心身健康，把促进本职人群的心身健康贯穿于管理工作实践的始终，才能使得管理者的工作事半功倍，从根本上保证管理目标的顺利实现。

3. 教育管理与关心体恤的有机结合，是保障管理者优化护理工作者职业心理品质的基本手段　护理工作者也是一个具有"七情六欲的血肉之躯"，她们的心身健康水平受其职业心理品质、职业环境、自身人格等多因素的影响，而职业管理对护理工作者职业心理品质优化具有不可或缺的积极影响。护理工作者所面对的日常超负荷的工作量、持续性的紧张情境刺激以及求医心切的某些冲动性言行等，常易产生心理失衡，久而久之，就可能导致身心健康的不良状态。因此，管理者在实施管理对策前，应分析原因，在教育管理的同时多一些关切和体恤，少一些责备和训导。

4. 掌握动态、制定对策、提供咨询是履行管理者优化护理工作者职业心理品质的常规职责　由于护理工作者个体身心健康总是处于不断变化、动态发展的过程中，常会有所起伏，因此，管理者必须思考如何根据护理工作者身心健康的动态变化而开展工作，以及某种特定状态下实施哪些对策更为有效。如可以通过举办辅导、讲座、宣传等形式，帮助他们提高对各种应激的心理承受力，或以鼓励、支持、关怀为主，协助她们尽快恢复平衡和健康，或采用"倾听宣泄、参与分析"等形式，起到为护理工作者提供心理咨询的作用。

三、护理工作者心理品质的评估

心理品质的评估应从性格品质的优劣、心理能力的强弱、心理动力的大小、心理健康情况的好坏，以及由心理因素引起的行为表现的社会适应与否这五个方面全面评估。

（一）性格品质方面

1. *态度方面* 护理工作者对自己的态度是自信还是自卑，自爱还是自弃，进取还是退缩；对护理对象是宽容还是计较，温和还是粗暴，合群还是孤僻；对工作、学习是喜爱还是厌恶，勤奋还是懒惰，认真还是马虎，负责还是塞责，踏实还是轻浮等。

2. *情绪方面* 是乐观还是悲观，开朗还是抑郁，稳定还是易波动，强烈还是宁静。

3. *意志方面* 是有目标还是盲目，自觉还是冲动，自制还是放纵，勇敢还是怯懦，果断还是寡断，镇定还是惊慌，坚强还是脆弱，有恒还是无恒，灵活还是死板。

（二）心理能力方面

1. *认知方面能力* 包括感知、记忆、思维、想象、注意、创造能力等。具体表现在护理工作者能够感知患者的需要以及患者存在的或潜在的生理和心理问题，找到患者问题的原因，决定哪种干预措施对现阶段患者存在的问题最有效，准确对患者实施护理，对护理效果有良好的评估能力，还能很好地理解护理管理体制。

2. *心理适应能力* 心理适应能力包括许多方面：①适应客观的自我意识能力，如自我认知、自我评价及自我接纳能力；②适应自我发展所需的自我定向、自我设计、启我激励、自我监督、自我扬弃、自我表现的能力；③适应他人所需的知觉他人、理解他人，人际交往以及人际关系的协调能力；④适应社会所需的社会知觉能力、价值判断能力、竞争及协作能力；⑤适应生活与环境所需的自理能力、应变能力、决策能力、承受挫折能力、情绪调适能力、心理保健能力、行为自控能力等等。

具体表现在护理工作者能够适应角色的转变，不受社会偏见的影响，尊重自身价值，并能承担起角色所赋予的责任；在护理岗位上有很好的应变能力、职业成长能力、人际交往和人际关系协调能力；有能力应付不断变化的医疗仪器的技术操作，并能适应新药的变化和医疗护理管理体制的变化。

> **课堂互动**
>
> 在一起很严重的车祸事件中，医院送来了一位颅内出血很多、身体多处骨折的患者。在医生处置的过程中，着急万分的患者家属和医护人员发生了言语的激烈冲突，在这种情况下，护理工作者应采取哪些有效措施来化解冲突，或是合理的运用心理防御机制进行自我减压，尽量减少对自己的伤害，同时又不伤害护理对象？

（三）心理动力方面

评估护理工作者个体的需要、兴趣、动机，以及信念、理想、世界观、价值观、人生观等人格心理倾向，如评估他们是否热爱自己的护理事业。尤其对年轻的护理工作者更要注意他们的动力指向，以防出现兴趣的偏移，影响护理工作。

（四）心理健康方面

以现有的心理健康标准评估护理工作者的情绪、认知、性格等方面是否存在心理障碍，有无心理疾病。心理健康的好坏，直接影响着护理工作者心理品质的提高。

（五）心因性行为方面

心因性行为的评估，首先，护理工作者要有良好的言语行为，表现在科学的语言通俗化、严肃的语言礼貌化，说话文雅，避免伤害性语言，语音高低、语速快慢适当；其次，要有合格的仪表行为，即服饰整洁、微笑服务、态度温和、举止端庄大方、严谨持重、不卑不亢；再次，要有适合护理工作者职业的其他行为，例如服从领导和管理，多与患者和其他人交流，工作中操作娴熟、敏捷，忙而不乱等。

四、护理工作者心理品质的培养

护理工作者的优良心理品质并非生来就有的，而是靠崇高的理想和坚强的意志，并在实践中刻苦磨炼慢慢发展和培养起来的。

（一）树立献身护理事业的崇高理想

要想成为一名优秀护理工作者，具有优良的心理品质，就必须首先树立起热爱护理事业，并为护理事业而献身的崇高理想。这是因为：第一，只有树立起献身护理事业的崇高理想，才能理解护理工作的价值和意义，才能懂得为什么工作和应当怎样工作，从而为了实现自己的理想而主动自觉地加强优良品质的培养。第二，只有树立起献身护理事业的崇高理想，才有真正爱护并尊重自己的工作对象，把解除患者痛苦为己任，想人之所想，急患者之所急，痛患者之所痛。基于这种高尚的道德情操，就会自觉地注意使自己的心理品质更好地适应患者的需要。第三，只有树立起献身护理事业的崇高理想，才能对搞好护理工作产生浓厚的兴趣。不但能愉快积极地工作，还能孜孜不倦地探索研究，乐于发现问题，改进工作，力求把工作做到精益求精。

（二）学习有关理论知识

为了培养优良的心理品质，必须学习有关的理论知识。只有掌握优良心理品质的形成和发展变化规律，才能更快更好地培养起良好的心理品质。所以，除了学习心理学外，还应当学习社会学、伦理学和医务道德修养等有关知识。例如，“高尚的道德感、真挚的同情心”这一优良心理品质，严格说来它属于伦理学的范畴，但情感问题又是心理学的研究内容。

（三）加强实践锻炼

培养优良的心理品质，最关键的一环还是在实践中加强锻炼。为了在实践中取得更好的效果，应注意如下几点：

1. 实践一定要自觉　这是指在实践中要有意识地培养心理品质，即把实践视为培养锻炼心理品质的好机会和好场所。不然，终日忙忙碌碌，心中无数，即使参加实践，进步也不快。

2. 要在实践中不断进行评价　评价内容包括自我评价，与过去比，以了解自己的进步程度；与同志比，学人之长，避人之短；与患者及其家属的意见比，巩固成绩，克服不足。评价时还要和前面讲的十种优良心理品质比，因为这是在实践中锻炼培养的奋斗目标。

3. 自觉而又严格地遵守各项规章制度　认真遵守各项规章制度，而且力争把它变成自己习惯化了的行为，这本身也正是对优良心理品质的培养。

综合测试

一、A1 型题

1. 护理工作者常见的角色失调可表现为
   A. 角色强化　B. 角色减退　C. 角色缺如
   D. 角色冲突　E. 以上全是
2. 以下哪项不属于护理工作者的职业角色功能
   A. 照顾者的角色　B. 母亲的角色　C. 教育者的角色
   D. 研究者的角色　E. 管理者的角色
3. 以下哪项不属于护理工作者心理品质的要求
   A. 敏锐的观察力　B. 准确的记忆力　C. 积极稳定的情绪
   D. 独立的思维能力　E. 丰富的同情心
4. 在抢救急危重症患者时，由于时间紧急，在其他医务人员到达之前，护理工作者必须采取适当的急救措施，这时要求护理工作者具有的心理品质是
   A. 敏锐的观察力　B. 准确的记忆力　C. 积极稳定的情绪
   D. 独立的思维能力　E. 良好的人际关系
5. 在抢救急危重症患者时，由于时间紧急，来不及书写护理记录，按要求可以抢救完患者之后补写，这时要求护理工作者具有的心理品质是
   A. 敏锐的观察力　B. 准确的记忆力　C. 积极稳定的情绪
   D. 独立的思维能力　E. 良好的人际关系

二、填空题

1. 护理工作者的职业角色有________、________、________、________等。
2. 心理品质包括一个人的________、________、________、________及________五个方面。

（何培宇）

实践教学

实践教学一　量表测验

通过 SCL－90、SAS、SDS、A 型行为量表、生活事件量表、护士用住院患者观察量表的测量，了解受试者的心理健康水平、行为类型，是否有焦虑、抑郁症状及严重程度等；学会分析各量表项目的数值与临床意义；能写出自我评估报告。

一、材料 1　症状自评量表

症状自评量表（SCL－90）由 L. R. Derogatis 于 1975 年编制，是进行心理健康状况鉴别及团体心理卫生普查时实用、简便而有价值的量表。该量表包括 90 个项目，包括感觉、思维、情感、行为、人际关系、生活习惯等内容，可以评定一个特定的时间，通常是评定一周以来的心理健康状况。分为五级评分（从 0～4 级），1＝从无，2＝轻度，3＝中度，4＝相当重，5＝严重。在计算实得总分时，应将所得总分减去 90。该量表包括躯体性、强迫症状、人际关系敏感、抑郁、焦虑、敌对、恐怖、偏执、精神病性、其他 10 个症状因子。

【方法】

（一）指导语

以下表格中列出了有些人可能有的病痛或问题，请仔细阅读每一条，然后根据最近一星期以内（或过去）下列问题影响你自己或使你感到苦恼的程度，在数字 1－2－3－4－5 内选择最合适的一个，画一个钩，如“√”。请不要漏掉问题。

题目	选择
1. 头痛	1－2－3－4－5
2. 神经过敏，心中不踏实	1－2－3－4－5
3. 头脑中有不必要的想法或字句盘旋	1－2－3－4－5
4. 头昏或昏倒	1－2－3－4－5
5. 对异性的兴趣减退	1－2－3－4－5
6. 对旁人责备求全	1－2－3－4－5
7. 感到别人能控制自己的思想	1－2－3－4－5
8. 责怪别人制造麻烦	1－2－3－4－5
9. 忘性大	1－2－3－4－5
10. 担心自己的衣饰整齐及仪态的端正	1－2－3－4－5
11. 容易烦恼和激动	1－2－3－4－5

续表

题目	选择
12. 胸痛	1－2－3－4－5
13. 害怕空旷的场所或街道	1－2－3－4－5
14. 感到自己的精力下降，活动减慢	1－2－3－4－5
15. 想结束自己的生命	1－2－3－4－5
16. 听到旁人听不到的声音	1－2－3－4－5
17. 发抖	1－2－3－4－5
18. 感到大多数人都不可信任	1－2－3－4－5
19. 胃口不好	1－2－3－4－5
20. 容易哭泣	1－2－3－4－5
21. 同异性相处时感到害羞不自在	1－2－3－4－5
22. 受骗，中了圈套或有人想抓住	1－2－3－4－5
23. 无缘无故地突然感到害怕	1－2－3－4－5
24. 自己不能控制地大发脾气	1－2－3－4－5
25. 怕单独出门	1－2－3－4－5
26. 经常责怪自己	1－2－3－4－5
27. 腰痛	1－2－3－4－5
28. 感到难以完成任务	1－2－3－4－5
29. 感到孤独	1－2－3－4－5
30. 感到苦闷	1－2－3－4－5
31. 过分担忧	1－2－3－4－5
32. 对事物不感兴趣	1－2－3－4－5
33. 感到害怕	1－2－3－4－5
34. 自己的感情容易受到伤害	1－2－3－4－5
35. 旁人能知道自己的私下想法	1－2－3－4－5
36. 感到别人不理解自己、不同情自己	1－2－3－4－5
37. 感到人们对自己不友好、不喜欢自己	1－2－3－4－5
38. 做事必须做得很慢，保证做得正确	1－2－3－4－5
39. 心跳得很厉害	1－2－3－4－5
40. 恶心或胃部不舒服	1－2－3－4－5
41. 感到比不上他人	1－2－3－4－5
42. 肌肉酸痛	1－2－3－4－5
43. 感到有人在监视自己、谈论自己	1－2－3－4－5
44. 难以入睡	1－2－3－4－5
45. 做事必须反复检查	1－2－3－4－5

续表

题目	选择
46. 难以作出决定	1-2-3-4-5
47. 怕乘电车、公共汽车、地铁或火车	1-2-3-4-5
48. 呼吸有困难	1-2-3-4-5
49. 一阵阵发冷或发热	1-2-3-4-5
50. 因为感到害怕而避开某些东西、场合或活动	1-2-3-4-5
51. 脑子变空了	1-2-3-4-5
52. 身体发麻或刺痛	1-2-3-4-5
53. 喉咙有梗塞感	1-2-3-4-5
54. 感到前途没有希望	1-2-3-4-5
55. 不能集中注意	1-2-3-4-5
56. 感到身体的某一部分软弱无力	1-2-3-4-5
57. 感到紧张或容易紧张	1-2-3-4-5
58. 感到手或脚发重	1-2-3-4-5
59. 想到死亡的事	1-2-3-4-5
60. 吃得太多	1-2-3-4-5
61. 当别人看着自己或谈论自己时感到不自在	1-2-3-4-5
62. 有一些不属于自己的想法	1-2-3-4-5
63. 有想打人或伤害他人的冲动	1-2-3-4-5
64. 醒得太早	1-2-3-4-5
65. 必须反复洗手、点数目或触摸某些东西	1-2-3-4-5
66. 睡得不稳不深	1-2-3-4-5
67. 有想摔坏或破坏东西的冲动	1-2-3-4-5
68. 有一些别人没有的想法或念头	1-2-3-4-5
69. 感到对别人神经过敏	1-2-3-4-5
70. 在商店或电影院等人多的地方感到不自在	1-2-3-4-5
71. 感到任何事情都很困难	1-2-3-4-5
72. 一阵阵恐惧或惊恐	1-2-3-4-5
73. 感到在公共场合吃东西很不舒服	1-2-3-4-5
74. 经常与人争论	1-2-3-4-5
75. 单独一人时神经很紧张	1-2-3-4-5
76. 别人对我的成绩没有作出恰当的评价	1-2-3-4-5
77. 即使和别人在一起也感到孤单	1-2-3-4-5
78. 感到坐立不安心神不定	1-2-3-4-5

续表

题目	选择
79. 感到自己没有什么价值	1-2-3-4-5
80. 感到熟悉的东西变成陌生或不像真的	1-2-3-4-5
81. 大叫或摔东西	1-2-3-4-5
82. 害怕会在公共场合昏倒	1-2-3-4-5
83. 感到别人想占自己的便宜	1-2-3-4-5
84. 为一些有关性的想法而苦恼	1-2-3-4-5
85. 我认为应为自己的过错而受罚	1-2-3-4-5
86. 感到要很快把事情做完	1-2-3-4-5
87. 感到自己的身体有严重问题	1-2-3-4-5
88. 从未感到和其他人很亲近	1-2-3-4-5
89. 感到自己有罪	1-2-3-4-5
90. 感到自己的脑子有毛病	1-2-3-4-5

（二）评定时间

可以评定一个特定的时间，通常是评定一周时间。

（三）分数统计指标

1. 总分

（1）总分是90个项目所得分之和。

（2）总症状指数，也称总均分，是将总分除以90（=总分÷90），表示受检者的自我感觉位于1~5级间的哪一分值程度上。

（3）阳性项目数是指评为2~5分的项目数，表示受检者在多少项目上呈现有“症状”。

（4）阳性症状均分是指总分减去阴性项目（评为1的项目）总分，再除以阳性项目数。

2. 因子分　SCL-90包括10个因子，每一个因子反映出患者的某方面症状痛苦情况，通过因子分可了解症状分布特点。

因子分=组成某一因子的各项目总分/组成某一因子的项目数。

10个因子含义及所包含项目为：

（1）躯体化　包括1，4，12，27，40，42，48，49，52，53，56，58共12项。该因子主要反映身体不适感，包括心血管、胃肠道、呼吸和其他系统的主诉不适和头痛、背痛、肌肉酸痛，以及焦虑的其他躯体表现。

（2）强迫症状　包括3，9，10，28，38，45，46，51，55，65共10项。主要指那些明知没有必要，但又无法摆脱的无意义的思想、冲动和行为，还有一些比较一般的认知障碍的行为征象也在这一因子中反映。

（3）人际关系敏感　包括6，21，34，36，37，41，61，69，73共9项。主要指某些个人不自在与自卑感，特别是与其他人相比较时更加突出。在人际交往中的自卑感，心神不安、明显不自在，以及人际交流中的自我意识、消极的期待亦是这方面症状的典型原因。

（4）抑郁　包括5，14，15，20，22，26，29，30，31，32，54，71，79共13项。苦闷的情感与心境为代表性症状，还以生活兴趣的减退、动力缺乏、活力丧失等为特征，还反映失望、悲观以及与抑郁相联系的认知和躯体方面的感受，另外，还包括有关死亡的思想和自杀观念。

（5）焦虑　包括2，17，23，33，39，57，72，78，80，86共10项。一般指那些烦躁、坐立不安、神经过敏、紧张以及由此产生的躯体征象，如震颤等。测定游离不定的焦虑及惊恐发作是本因子的主要内容，还包括一项解体感受的项目。

（6）敌对　包括11，24，63，67，74，81共6项。主要从三方面来反映敌对的表现：思想、感情及行为。其项目包括厌烦的感觉、摔物、争论直到不可控制的脾气暴发等各方面。

（7）恐怖　包括13，25，47，50，70，75，82共7项。恐惧的对象包括出门旅行、空旷场地、人群或公共场所和交通工具，此外，还有反映社交恐怖的一些项目。

（8）偏执　包括8，18，43，68，76，83共6项。本因子是围绕偏执性思维的基本特征而制订，主要指投射性思维、敌对、猜疑、关系观念、妄想、被动体验和夸大等。

（9）精神病性　包括7，16，35，62，77，84，85，87，88，90共10项。反映各式各样的急性症状和行为，限定不严的精神病性过程的指征。此外，也可以反映精神病性行为的继发征兆和分裂性生活方式的指征。

（10）其他　此外还有19，44，59，60，64，66，89共7个项目未归入任何因子，反映睡眠及饮食情况，分析时将这7项作为附加项目或其他，作为第10个因子来处理，以便使各因子分之和等于总分。

各因子的因子分的计算方法是：各因子所有项目的分数之和除以因子项目数。例如强迫症状因子各项目的分数之和假设为30，共有10个项目，所以因子分为3。在1~5评分制中，粗略简单的判断方法是看因子分是否超过3分，若超过3分，即表明该因子的症状已达到中等以上严重程度。下面是正常成人SCL－90的因子分常模，如果因子分超过常模即为异常。

（四）计分方法

SCL－90测验结果处理

因子	因子含义	项　目	T分＝项目总分/项目数	T分
F1	躯体化	1、4、12、27、40、42、4849、52、53、56、58	/12	
F2	强迫	3、9、10、28、38、45、46、51、55、65	/10	
F3	人际关系	6、21、34、36、37、41、61、69、73	/9	
F4	抑郁	5、14、15、20、22、26、29、30、31、32、54、71、79	/13	
F5	焦虑	2、17、23、33、39、57、72、78、80、86	/10	

续表

因子	因子含义	项　目	T分＝项目总分/项目数	T分
F6	敌对性	11、24、63、67、74、81	/6	
F7	恐怖	13、25、47、50、70、75、82	/7	
F8	偏执	8、18、43、68、76、83	/6	
F9	精神病性	7、16、35、62、77、84、85、87、88、90	/10	
F10	睡眠及饮食	13、25、47、50、70、75、82	/7	

（五）正常成人 SCL－90 的因子分常模

正常成人 SCL－90 的因子分常模

项　目	M ±SD	项　目	M ±SD
躯体化	1.37 ±0.48	敌对性	1.46 ±0.55
强　迫	1.62 ±0.58	恐　怖	1.23 ±0.41
人际关系	1.65 ±0.61	偏　执	1.43 ±0.57
抑　郁	1.50 ±0.59	精神病性	1.29 ±0.42
焦　虑	1.39 ±0.43		

【实训报告】

1. 抽取10例患者进行 SCL－90 问卷调查及分析。
2. 针对学生进行 SCL－90 问卷调查及分析并说出其意义。

二、材料2　抑郁自评量表

抑郁自评量表（self－rating depression scale，SDS），是含有20个项目，分为4级评分的自评量表，原型是Zung抑郁量表（1965）。其特点是使用简便，并能相当直观地反映抑郁患者的主观感受。主要适用于具有抑郁症状的成年人，包括门诊及住院患者。只是对严重迟缓症状的抑郁评定有困难。同时，SDS对于文化程度较低或智力水平稍差的人使用效果不佳。抑郁自评量表包含：

1. 精神病性情感症状（2个项目）。
2. 躯体性障碍（8个项目）。
3. 精神运动性障碍（2个项目）。
4. 抑郁的心理障碍（8个项目）。

SDS总粗分的正常上限为41分，分值越低状态越好。标准分为总粗分乘以1.25后所得的整数部分。我国以SDS标准分≥53为有抑郁症状。此量表极为简单，由20道题组成，是自己根据自己一周之内的感觉来回答的。20个题目之中，分别反映出抑郁心情、身体症状、精神运动行为及心理方面的症状体验。因为是自我评价，不要别人参加评价，也不用别人提醒。如果是文盲，可以由别人给念题目，不由别人代答，由自己判定轻重程度。在回答时，应注意，有的题目的陈述是相反的意思，例如，心情忧郁的患者常常感到生活没有意思，但题目之中的问题是感觉生活很有意思，那么评分时应注意得分是相反的。这类题目之前加上＊号，提醒各位检查及被检查者注意。

【方法】

（一）指导语

请根据您近一周的感觉来进行评分，数字的顺序依次为："1"表示没有或很少时间；"2"表示有时有；"3"表示大部分时间有；"4"表示绝大部分或全部时间都有。若为正向评分题，依次评为粗分1、2、3、4。反向评分题（前文中有＊号者），则评为4、3、2、1。

题目	选择
1. 我感到情绪沮丧，郁闷	1－2－3－4
2. 我感到早晨心情最好	1－2－3－4
3. 我要哭或想哭	1－2－3－4
4. 我夜间睡眠不好	1－2－3－4
＊5. 我吃饭像平时一样多	1－2－3－4
＊6. 我的性功能正常	1－2－3－4
7. 我感到体重减轻	1－2－3－4
8. 我为便秘烦恼	1－2－3－4
9 我的心跳比平时快	1－2－3－4
10. 我无故感到疲劳	1－2－3－4
＊11. 我的头脑像往常一样清楚	1－2－3－4
＊12、我做事情像平时一样不感到困难	1－2－3－4
13、我坐卧不安，难以保持平静	1－2－3－4
＊14、我对未来感到有希望	1－2－3－4
15、我比平时更容易激怒	1－2－3－4
＊16、我觉得决定什么事很容易	1－2－3－4
＊17. 我感到自己是有用的和不可缺少的人	1－2－3－4
＊18、我的生活很有意义	1－2－3－4
19、假若我死了别人会过得更好	1－2－3－4
＊20、我仍旧喜爱自己平时喜爱的东西	1－2－3－4

＊表示反向计分题

（二）结果分析

指标为总分。将20个项目的各个得分相加，即得粗分。标准分等于粗分乘以1.25后的整数部分。总粗分的正常上限为41分，标准总分为53分。

（三）结果判断

53以下者为无抑郁；53～62为轻微至轻度抑郁；63～72为中至重度抑郁；72以上为重度抑郁。仅做参考。

（四）注意事项

此评定量表不仅可以帮助诊断是否有抑郁症状，还可以判定抑郁程度的轻重。因此，一方面可以用来作为辅助诊断的工具，另一方面也可以用来观察在治疗过程中抑郁的病情变化，用来作为疗效的判定指标。但是，此评定量表不能用来判断抑郁的性质，所以不是抑郁症的病因及疾病诊断分类用表。因此，测出有抑郁症之后，应该及时到精神科门诊进行详细的检查、诊断及治疗。

【实训报告】

1. 通过查找案例，分析正常的抑郁和病理性抑郁的异同点。

2. 针对此案例，详细写出分析报告。

三、材料3　焦虑自评量表

【方法】

（一）指导语

请仔细阅读每一条，把意思弄明白，然后根据您最近一周的实际感觉，选择最适合您的答案（①没有或很少时间；②小部分时间；③相当多时间；④绝大部分或全部时间）。

题目	选择
1. 我觉得比平常容易紧张和着急	1－2－3－4
2. 我无缘无故地感到害怕	1－2－3－4
3. 我容易心里烦乱或觉得惊恐	1－2－3－4
4. 我觉得我可能将要发疯	1－2－3－4
*5. 我觉得一切都好，也不会发生什么不幸	1－2－3－4
6. 我手脚发抖打战	1－2－3－4
7. 我因为头痛、颈痛和背痛而苦恼	1－2－3－4
8. 我感觉容易衰弱和疲乏	1－2－3－4
*9. 我觉得心平气和，并且容易安静坐着	1－2－3－4
10. 我觉得心跳得很快	1－2－3－4
11. 我因为一阵阵头晕而苦恼	1－2－3－4
12. 我有晕倒发作，或觉得要晕倒似的	1－2－3－4
*13. 我吸气呼气都感到很容易	1－2－3－4
14. 我的手脚麻木和刺痛	1－2－3－4
15. 我因为胃痛和消化不良而苦恼	1－2－3－4
16. 我常常要小便	1－2－3－4
*17. 我的手脚常常是干燥温暖的	1－2－3－4
18. 我脸红发热	1－2－3－4
*19. 我容易入睡并且一夜睡得很好	1－2－3－4
20. 我做噩梦	1－2－3－4

*表示反向计分题

（二）评分方法

SAS采用4级评分，主要评定症状出现的频度，其标准为："1"表示没有或很少时间有；"2"表示有时有；"3"表示大部分时间有；"4"表示绝大部分或全部时间都有。20个条目中有15项是用负性词陈述的，按上述1～4顺序评分。其余5项（第5，9，13，17，19）注＊号者，是用正性词陈述的，按4～1顺序反向计分。

（三）分析指标

SAS的主要统计指标为总分。将20个项目的各个得分相加，即得粗分；用粗分乘以1.25以后取整数部分，就得到标准分。

（四）结果解释

按照中国常模结果，SAS标准分的分界值为50分，其中50～59分为轻度焦虑，60～69分为中度焦虑，70分以上为重度焦虑。

（五）注意事项

由于焦虑是神经症的共同症状，故SAS在各类神经症鉴别中作用不大，关于焦虑症状的临床分级，除参考量表分值外，主要还应根据临床症状，特别是要害症状的程度来划分，量表总分值仅能作为一项参考指标而非绝对标准。

【实训报告】

1. 通过查找案例，分析正常人的焦虑和病理性焦虑的异同点。
2. 针对此案例，详细写出分析报告。

四、材料4　A型行为类型问卷

【方法】

（一）指导语

请根据您过去的情况回答下列问题。凡是符合您的情况的请选择"是"；凡是不符合您的情况的请选择"否"。每个问题必须回答，答案无所谓对与不对、好与不好。请尽快回答，不要在每道题目上太多思索。回答时不要考虑"应该怎样"，只回答您平时"是怎样的"就行了。

题目	选择
1. 我觉得自己是一个无忧无虑、悠闲自在的人	是　否
2. 即使没有什么要紧的事，我走路也快	是　否
3. 我经常感到应该做的事太多，有压力	是　否
4. 我自己决定的事，别人很难让我改变主意	是　否
5. 有些人和事常常使我十分恼火	是　否
6. 我急需买东西但又要排长队时，我宁愿不买	是　否
7. 有些工作我根本安排不过来，只能临时挤时间去做	是　否
8. 上班或赴约会时，我从来不迟到	是　否
9. 当我正在做事，谁要是打扰我，不管有意无意，我总是感到恼火	是　否
11. 我常常忙得透不过气来，因为该做的事情太多了	是　否

续表

题目	选择
12. 即使跟别人合作，我也总想单独完成一些更重要的部分	是 否
13. 有时我真想骂人	是 否
14. 我做事总是喜欢慢慢来，而且思前想后，拿不定主意	是 否
15. 排队买东西，要是有人加塞，我就忍不住要指责他或出来干涉	是 否
16. 我总是力图说服别人同意我的观点	是 否
17. 有时连我自己都觉得，我所操心的事远远超过我应该操心的范围	是 否
18. 无论做什么事，即使比别人差，我也无所谓	是 否
19. 做什么事我也不着急，着急也没有用，不着急也误不了事	是 否
20. 我从来没想过要按自己的想法办事	是 否
21. 每天的事情都使我精神十分紧张	是 否
22. 就是去玩，如逛公园等，我也总是先看完，等着同来的人	是 否
23. 我常常不能宽容别人的缺点和毛病	是 否
24. 在我认识的人里，个个我都喜欢	是 否
25. 听到别人发表不正确的见解，我总想立即就去纠正他	是 否
26. 无论做什么事，我都比别人快一些	是 否
27. 人们认为我是一个干脆、利落、高效率的人	是 否
28. 我总觉得我有能力把一切事情办好	是 否
29. 聊天时，我也总是急于说出自己的想法，甚至打断别人的话	是 否
30. 人们认为我是个安静、沉着、有耐性的人	是 否
31. 我觉得在我认识的人之中值得我信任和佩服的人实在不多	是 否
32. 对未来我有许多想法和打算，并总想都能尽快实现	是 否
33. 有时我也会说人家的闲话	是 否
34. 尽管时间很宽裕，我吃饭也快	是 否
35. 听人讲话或报告如讲得不好，我就非常着急，总想还不如我来讲哩	是 否
36. 即使有人欺侮了我，我也不在乎	是 否
37. 我有时会把今天该做的事拖到明天去做	是 否
38. 当别人对我无礼时，我对他也不客气	是 否
39. 有人对我或我的工作吹毛求疵时，很容易挫伤我的积极性	是 否
40. 我常常感到时间已经晚了，可一看表还早呢	是 否
41. 我觉得我是一个对人对事都非常敏感的人	是 否
42. 我做事总是匆匆忙忙的，力图用最少的时间办尽量多的事情	是 否
43. 如果犯有错误，不管大小，我全都主动承认	是 否
44. 坐公共汽车时，尽管车开得快我也常常感到车开得太慢	是 否

续表

题目	选择
45. 无论做什么事，即使看着别人做不好，我也不想拿来替他做	是 否
46. 我常常为工作没做完，一天又过去了而感到忧虑	是 否
47. 很多事情如果由我来负责，情况要比现在好得多	是 否
48. 有时我会想到一些说不出口的坏念头	是 否
49. 即使领导我的人能力差、水平低、不怎么样，我也能服从和合作	是 否
50. 必须等待什么的时候，我总是心急如焚，缺乏耐心	是 否
51. 我常常感到自己能力不够，所以在做事遇到不顺利时就想放弃不干了	是 否
52. 我每天都看电视，同时也看电影，不然心里就不舒服	是 否
53. 别人托我办的事，只要答应了，我从不拖延	是 否
54. 人们都说我很有耐性，干什么事都不着急	是 否
55. 外出乘车、船或跟人约定时间办事时，我很少迟到，如对方耽误我就恼火	是 否
56. 偶尔我也会说一两句假话	是 否
57. 许多事本来可以大家分担，可我喜欢一个人去干	是 否
58. 我觉得别人对我的话理解太慢，甚至理解不了我的意思似的	是 否
59. 我是一个性子暴躁的人	是 否
60. 我常常容易看到别人的短处而忽视别人的长处	是 否

（二）结果评定

整个问卷包含60个题目，分成3个部分。

TH：共有25个项目，表示时间匆忙感（time hurry），时间紧迫感（time urgency）和做事忙节奏快（do something rapidly）等特点。

CH：共有25个项目，表示竞争性（competitive），缺乏耐性（impatience）和敌意情绪（hostility）等特征。

L：共有10个项目，作为测谎题，用以考查被试回答问题是否诚实、认真。

（三）应用评价

中国版的A型行为类型问卷（TABP）于1983年编出来以后，通过协作组即在全国范围内试用测试，经过了三次修订。

1. 答“是”计分

维度名	计分题目	题目数
TH	2，3，6，7，10，11，21，22，26，27，32，34，40，42，44，46，50，53，55，58	20
CH	4，5，9，12，15，16，17，23，25，28，29，31，35，38，39，41，47，57，59，60	20
L	8，20，24，43，52	5

2. 答“否”计分

维度名	计分题目	题目数
TH	1, 14, 19, 30, 54	5
CH	8, 36, 45, 49, 51	5
L	13, 33, 37, 48, 56	5

50 ~ 37 分属于典型的 A 型；36 ~ 29 分属于中间偏 A 型（简称 A 型）；28 ~ 27 分之间属于中间型（M 型）；18 ~ 1 分属于典型 B 型。L 的得分只供研究和使用者参考，L ≥7 分可以认为是无效问卷。

（四）人格特点

1. A 型性格　简称 TABP，争强好胜、追求成就、过分的抱负总想超过别人；做事匆忙、急躁、紧张、好冲动、大声说话，行动较快、匆匆忙忙常有时间紧迫感；容易紧张、爱生气、固执、好争辩常有敌意情绪倾向，具有攻击型。A 型性格被认为是一种冠心病的易患行为模式。

2. B 型性格　简称 TBBP，缺乏 A 型行为特征，不爱竞争，一般不紧张，很少有时间紧迫感，对人随和，很少生气，喜欢生活得自在、舒服。

【实训报告】

1. 抽取 10 名不同类型人格特征的成人（男女各 5 名）作为被试者，进行 A 型行为类型问卷调查，对调查结果进行对照分析，写出分析报告。

2. 通过 A 型行为类型问卷测试实例，说出在日常生活当中如何预防冠心病的发生。

五、材料 5　生活事件量表

LES（life event scale）“生活事件量表”的使用目的是对精神刺激进行定性和定量。LES 适用于 16 岁以上的正常人、神经症、心身疾病、各种躯体疾病患者以及自知力恢复的重性精神病患者。其应用价值是甄别高危人群，预防精神障碍和心身疾病，对 LES 分值较高者加强预防工作；指导正常人了解自己的精神负荷、维护心身健康，提高生活质量；用于指导心理治疗、危机干预，使心理治疗和医疗干预更具针对性；用于神经症、心身疾病、各种躯体疾病及重性精神疾病的病因学研究，可确定心理因素在这些疾病发生、发展和转归中的作用分量。

【方法】

（一）指导语

下面是每个人都有可能遇到的一些日常生活事件，究竟是好事还是坏事，可根据个人情况自行判断。这些事件可能对个人有精神上的影响（体验为紧张、压力、兴奋或苦恼等），影响的轻重程度是各不相同的。影响持续的时间也不一样。请你根据自己的情况，实事求是地回答下列问题，填表不记姓名，完全保密，在请在最适合的答案上打钩。

1. 家庭有关问题

生活事件名称	事件发生时间				性质		精神影响程度					影响持续时间				备注
	未发生	一年前	一年内	长期性	好事	坏事	无影响	轻度	中度	重度	极重	三月内	半年内	一年内	一年以上	
举例：房屋拆除			√			√		√				√				
1. 恋爱或订婚																
2. 恋爱失败破裂																
3. 结婚																
4. 自己(爱人)怀孕																
5. 自己(爱人)流产																
6. 家庭增添新成员																
7. 与爱人父母不和																
8. 夫妻感情不好																
9. 夫妻分居(因不和)																
10. 夫妻两地分居(工作需要)																
11. 性生活不满意或独身																
12. 配偶一方有外遇																
13. 夫妻重归于好																
14. 超指标生育																
15. 本人(爱人)做绝育手术																
16. 配偶死亡																
17. 离婚																
18. 子女升学(就业)失败																
19. 子女管教困难																
20. 子女长期离家																
21. 父母不和																
22. 家庭经济困难																
23. 欠债																
24. 经济情况显著改善																
25. 家庭成员重病、重伤																
26. 家庭成员死亡																
27. 本人重病或重伤																
28. 住房紧张																

2. 工作学习中的问题

生活事件名称	事件发生时间				性质		精神影响程度				影响持续时间					备注
	未发生	一年前	一年内	长期性	好事	坏事	无影响	轻度	中度	重度	极重	三月内	半年内	一年内	一年以上	
29. 待业、无业																
30. 开始就业																
31. 高考失败																
32. 扣发奖金或罚款																
33. 突出的个人成就																
34. 晋升、提级																
35. 对现职工作不满意																
36. 工作学习中压力大（如成绩不好）																
37. 与上级关系紧张																
38. 与同事邻居不和																
39. 第一次远走他乡异国																
40. 生活规律重大变动（饮食睡眠规律改变）																
41. 本人退休离休或未安排具体工作																

3. 社交及其他问题

生活事件名称	事件发生时间				性质		精神影响程度				影响持续时间					备注
	未发生	一年前	一年内	长期性	好事	坏事	无影响	轻度	中度	重度	极重	三月内	半年内	一年内	一年以上	
42. 好友重病或重伤																
43. 好友死亡																
44. 被人误会、错怪																
45. 介人民事法律纠纷																
46. 被拘留、受审																
47. 失窃、财产损失																
48. 意外惊吓、发生事故、自然灾害如果您还经历其他的生活事件，请依次填写																
49.																
50.																

正性事件值	家庭有关问题
负性事件值	工作学习中的问题
总　值	社交及其他问题

（二）计算方法

LES 是自评量表，含有 48 条我国较常见的生活事件，包括三个方面的问题。一是家庭生活方面（有 28 条），二是工作学习方面（有 13 条），三是社交及其他方面（7 条），另设有 2 条空白项目，供填写当事者已经经历而表中并未列出的某些事件。填写者须仔细阅读和领会指导语，然后逐条一一过目。根据调查者的要求，将某一时间范围内（通常为一年内）的事件记录下来。有的事件虽然发生在该时间范围之前，如果影响深远并延续至今，可作为长期性事件记录。对于表上已列出但并未经历的事件应一一注明“未经历”，不留空白，以防遗漏。然后，由填写者根据自身的实际感受而不是按常理或伦理道德观念去判断那些经历过的事件对本人来说是好事或是坏事，影响程度如何，影响持续的时间有多久。一过性的事件如流产、失窃要记录发生次数，长期性事件如住房拥挤、夫妻分居等不到半年记为 1 次，超过半年记为 2 次。影响程度分为 5 级，从毫无影响到影响极重分别记 0、1、2、3、4 分。影响持续时间分三月内、半年内、一年内、一年以上共 4 个等级，分别记 1、2、3、4 分。

生活事件刺激量的计算方法：

1. 某事件刺激量——该事件影响程度分 × 该事件持续时间分 × 该事件发生次数。
2. 正性事件刺激量——全部好事刺激量之和。
3. 负性事件刺激量——全部坏事刺激量之和。
4. 生活事件总刺激量——正性事件刺激量 + 负性事件刺激量。

另外，还可以根据研究需要，按家庭问题、工作学习问题和社交问题进行分类统计。

（三）结果解释

LES 总分越高反映个体承受的精神压力越大。95% 的正常人一年内的 LES 总分不超过 20 分，99% 的不超过 32 分。负性事件的分值越高对心身健康的影响越大；正性事件分值的意义尚待进一步的研究。生活事件对心身健康的影响日益受到人们的重视，许多研究报告了生活事件与某些疾病的发生、发展或转归的相关关系。

【实训报告】

1. 抽取 12 人作为被试者（其中教师 3 人、职员 3 人、大学生 3 人、农民 3 人），用生活事件量表进行测定，分别记录正性事件值、负性事件值和总值。

2. 对以上 12 名被试的测定结果从家庭有关问题、工作学习中的问题、社交及其他问题进行分析，并写出分析报告。

六、材料 6　护士用住院患者观察量表

护士用住院患者观察量表（nurses' observation scale for inpatient evaluation，NOSIE）由临床护士依据对住院患者病情纵向观察，对患者的行为障碍、病情的演变及治疗效果进行客观评定，为临床治疗、护理及精神药理学研究提供科学依据。由 Honigteld G 等于 1965 年编制，为 80 项版本，广泛应用的为 30 项版本，简称为 NOSIE－30。

【方法】

（一）项目和评定标准

评定内容共30项。NOSIE中，每项为一描述性短语，如肮脏，对周围活动感兴趣，自觉一无是处等。本量表为频度量表，按照具体现象或症状的出现频度，分为0～4分的5级评分法：0分，无；1分，有时是或有时有；2分，较常发生；3分，经常发生；4分，几乎总是如此。

姓名：　　性别：　　年龄：　　病室：　　研究编号：
住院号：　　评定日期：　　第几次评定：　　评定员：

评分：0无，1有时有，2常常，3经常，4一直是			
1. 肮脏	0 1 2 3 4	16. 进食狼藉	0 1 2 3 4
2. 不耐烦	0 1 2 3 4	17. 与人攀谈	0 1 2 3 4
3. 哭泣	0 1 2 3 4	18. 自觉抑郁沮丧	0 1 2 3 4
4. 对周围活动感兴趣	0 1 2 3 4	19. 谈论个人爱好	0 1 2 3 4
5. 不督促就一直坐着	0 1 2 3 4	20. 看到不存在的东西	0 1 2 3 4
6. 容易生气	0 1 2 3 4	21. 提醒后才做事	0 1 2 3 4
7. 听到不存在的声音	0 1 2 3 4	22. 不督促便一直醒	0 1 2 3 4
8. 衣着保持整洁	0 1 2 3 4	23. 自觉一无是处	0 1 2 3 4
9. 对人友好	0 1 2 3 4	24. 不太遵守医院规则	0 1 2 3 4
10. 不如意便心烦	0 1 2 3 4	25. 难以完成简单任务	0 1 2 3 4
11. 拒绝做日常事务	0 1 2 3 4	26. 自言自语	0 1 2 3 4
12. 易激动发牢骚	0 1 2 3 4	27. 行动缓慢	0 1 2 3 4
13. 忘记事情	0 1 2 3 4	28. 无故发笑	0 1 2 3 4
14. 问而不答	0 1 2 3 4	29. 容易冒火	0 1 2 3 4
15. 对好笑的事发笑	0 1 2 3 4	30. 保持自身整洁	0 1 2 3 4

（二）适应范围

用于住院的成年精神患者、特别是慢性的精神患者，包括老年性痴呆患者。

（三）评定注意事项

1. 应由经量表评定训练的，最好是患者所在病室的护士任评定员。

2. 每一患者由两名评定者（护士）观察评分，记分时，两名评定者分数相加。如只有一名评定者，例将评分乘2。

3. 根据患者近3天（或1周）的情况，对30项进行评分。评定时间为治疗前及治疗后第3和第6周各1次。

4. NOSIE主要通过护士的观察与交谈进行评定。

5. 应根据患者症状存在与否及存在的频度与强度进行评定。

6. 除30项各项计分为0～4分外，第31项系病情严重程度，按评定者经验，计分为1～7分。第32项，与治疗前比较，即刚入院或开始治疗时比较，同样按1～7分评定。

（四）结果分析

1. NOSIE 的结果　可以归纳成因子分、总积极因素分、总消极因素分和病情总估计（总分）。

2. NOSIE 的因子分　计算方法如下：

（1）社会能力［20 -（13、14、21、24、25 项组分和）］×2。

（2）社会兴趣（4、9、15、17、19 项组分和）×2。

（3）个人整洁［8 +（8、30 项组分和）-（1、16 项组分和）］×2。

（4）激惹（2、6、10、11、12、29 项组分和）×2。

（5）迟缓（5、22、27 项组分和）×2。

（6）抑郁（3、18、23 项组分和）×2。

3. 总消极因素：4、5、6、7 项因子分之和；总积极因素：1、2、3 项因子分之和；病情总估计：128 + 总积极因素 - 总消极因素。以上结果分析方法，根据量表作者 1975 年对 2415 名精神分裂症住院患者的 NOSIE 评定因子分析结果，并稍加修正。其中，常数项主要是为了避免负分的出现；"×2"是为了便于一名评定员时的评定结果和规定的 2 名评定员的结果类比，如为 2 名评定员，在因子分计算时只需将二者的评分相加便可。

（五）应用评价

1. NOSIE 是由护士依据对患者病情纵向观察进行评定，弥补了仅根据交谈进行评定的某些量表的不足。

2. 根据不同时间 NOSIE 评定结果所绘制的廓图，能够反映研究治疗中病情的演变及治疗效果。

3. NOSIE 所评定的主要是患者的行为障碍，若要全面地判定疗效，还需配合 BPRS 等量表进行全面分析。

4. NOSIE 作为精神药理学研究的工具还是可靠的、理想的。适用于住院的成年精神病患者，特别是慢性精神病患者，包括老年期的痴呆患者，是护士用精神科量表中最普遍的一种。

【实训报告】

1. 到当地医院进行临床实践，至少选择 3 个科室的 10 名住院患者采用"护士用住院患者观察量表"进行测试。在两名护士的指导下，对其结果进行分析，写出分析报告。

2. 在以上 10 名被试中随机抽取 3 个绘制廓图，并说明病情过程及治疗效果。

（崔巧玲　刘玉福）

实践教学二　肌肉放松训练

【目的】 掌握放松训练的实施基本程序，在今后的生活和工作中能够合理应用；熟悉肌肉放松训练的具体操作方法，能够对患者进行放松训练指导；了解放松训练的基本原理，加深对心理治疗的理解。

【材料】肌肉放松训练的专业指导语，纸质的或录音的；教室一间，安静、整洁、光线柔和、环境适宜；有靠背的椅子，每人一个。

肌肉放松训练指导语：

现在我们要做肌肉放松训练，学习这项放松训练可以帮助你完全地放松身体。首先，请把眼镜、手表、腰带、领带等妨碍身体充分放松的物品摘下来，放在一边。你可以把上衣的第一道扣子解开。请你坐在椅子上，把头和肩都靠在椅背上，胳膊和手都放在扶手或自己的腿上，双脚平放在地上，脚尖略微外倾，闭上双眼。这时，你很放松地坐在椅子上，感到非常舒服。在下列步骤中，感到紧张时，请你再持续这种状态5秒钟，直到身体再次松弛下来。这时你处于完全放松状态，也可以感觉到有关部位的肌肉十分无力。注意，一定要用心体验彻底放松后的一种快乐感觉。

现在，让你们体验一下肌肉紧张的感觉。

(教师用手握着一名学生的手腕，并告诉该学生和其他学生)

请用力弯曲你们的前臂，与我的拉力形成对抗，体验肌肉紧张的感觉。(持续10秒)

好，请放松，尽量放松，体验感受上的差异。(停5秒)

这就是感觉与放松的基本体验，下面我将使你们全身的肌肉逐渐紧张和放松，从手部开始，依次是上肢、肩部、头部、颈部、胸部、腹部、臀部、下肢，直至双脚，顺次对各组肌群进行先紧张后放松的练习，最后达到全身放松的目的。

请跟着我的指示做。

深吸进一口气，保持一会儿。(停10秒)

好，请慢慢把气呼出来，慢慢把气呼出来。(停5秒)

现在我们再做一次，请你们深深吸进一口气，保持一会儿，保持一会儿。(停10秒)

好，请慢慢把气呼出来，慢慢把气呼出来。

现在，请伸出你的前臂，握紧拳头，用力握紧，体验你们手上紧张的感觉。(停10秒)

好，请放松，尽力放松双手，体验放松后的感觉。你们可能感到沉重、轻松、温暖，这些都是放松的感觉，请你们体验这种感觉。(停5秒)

我们现在再做一次。(同上)

现在，弯曲你们的双臂，用力绷紧双臂的肌肉，保持一会，体验双臂肌肉的紧张。(停10秒)

好，现在放松，彻底放松你们的双臂，体验放松后的感觉。(停5秒)

我们现在再做一次。(同上)

现在，开始练习如何放松双脚。(停5秒)

好，紧张你的双脚，脚趾用力绷紧，用力绷紧，保持一会儿。(停10秒)

好，放松，彻底放松你们的双脚。(停5秒)

我们现在再做一次。(同上)

现在，开始放松小腿部的肌肉。(停5秒)

请将脚尖用劲向上翘，脚跟向下向后紧压，绷紧小腿部的肌肉，保持一会儿，保持一会儿。(停 10 秒)

好，放，彻底放松。(停 5 秒)

我们现在再做一次。(同上)

现在，开始放松大腿部的肌肉。(停 5 秒)

请用脚跟向前向下紧压，绷紧大腿肌肉，保持一会儿，保持一会儿。(停 10 秒)

好，放松，彻底放松。(停 5 秒)

我们现在再做一次。(同上)

现在，我们开始注意头部肌肉。(停 5 秒)

请皱紧额部的肌肉，皱紧，皱紧，保持一会儿，保持一会儿。(停 10 秒)

好，放松，彻底放松。(停 5 秒)

现在，请紧闭双眼，用力紧闭。保持一会儿，保持一会儿。(停 10 秒)

好，放松，彻底放松。(停 5 秒)

现在，转动你们的眼球，从上，到左，到下，到右，加快速度；好，现在从相反方向转动你们的眼球，加快速度，好，停下来。放松，彻底放松。(停 l0 秒)

现在，咬紧你们的牙齿，用力咬紧，保持一会儿，保持一会儿。(停 10 秒)

好，放松，彻底放松。(停 5 秒)

现在，用舌头用劲顶住上腭，保持一会儿，保持一会儿。(停 10 秒)

好，放松，彻底放松。(停 5 秒)

现在，请用力将头向后压，用力。保持一会儿，保持一会儿。(停 10 秒)

好，放松，彻底放松。(停 5 秒)

现在，收紧你们的下巴，用颈向内收紧，保持一会儿，保持一会儿。(停 10 秒)

好，放松，彻底放松。(停 5 秒)

我们再做一次。(同上)

现在，请注意躯干部的肌群。(停 5 秒)

好，请往后扩展你们的双肩，用力往后扩展，保持一会儿，保持一会儿。(停 10 秒)

好，放松，彻底放松。(停 5 秒)

我们再做一次。(同上)

现在，上提你们的双肩，尽可能使双肩接近你的耳垂，用力上提，保持一会儿，保持一会儿。(停 10 秒)

好，放松，彻底放松。(停 5 秒)

我们再做一次。(同上)

现在，向内收紧你们的双肩，用力内收，保持一会儿，保持一会儿。(停 10 秒)

好，放松，彻底放松。(停 5 秒)

我们再做一次。(同上)

现在，请向上抬起你们的双腿，用力上抬，弯曲你的腰，用力弯曲，保持一会儿，保持一会儿。(停 10 秒)

好，放松，彻底放松。(停 5 秒)

我们再做一次。（同上）

现在，请紧张臀部肌肉，会阴部用力上提，用力，保持一会儿，保持一会儿。（停10秒）

好，放松，彻底放松。（停5秒）

我们再做一次。（同上）

（以上放松训练，休息2分钟后，再从头做一遍）

（结束语）

这就是整个放松过程。现在，请感受你们身上的肌群，从下向上，全身每一组肌肉都处于放松状态。你们的脚趾、脚部、小腿、大腿、臀部、腰部、胸部、双手、双臂、肩部、颈部、下颌、眼睛、额部。最后，你们身体的全部肌肉都处于放松状态。（停10秒）

请进一步注意放松后的感觉，此时你们有一种温暖、愉快、舒适的感觉，并将这种感觉尽量保持1至2分钟。然后我从一数到五，当我数到五时，你们睁开双眼，会有一种平静、安详、舒适、愉快、精神焕发的感觉。（停1分钟）

好，我开始计数：一，感到平静；二，感到非常安详平静；三，感到舒适愉快；四，感到精神焕发；五，请睁开双眼。

【步骤】

（一）介绍放松训练的原理

老师简明扼要地向同学们讲解放松疗法的原理和过程，明确同学们在放松训练中的主动作用，激发改变自我的积极性。

放松训练的原理：个体的情绪反应包含主观体验、生理反应和表情三部分。在生理反应中，除了受自主神经系统控制的“内脏内分泌”系统的反应不易随意操纵和控制外，受随意神经系统控制的“随意肌肉”反应则可由人们的意念来操纵。当人们心情紧张时，不仅主观上“惊慌失措”，连身体各部分的肌肉也变得紧张僵硬。当紧张的情绪松弛后，僵硬的肌肉还不能松弛下来，但可通过按摩、洗浴、睡眠等方式让其松弛。放松训练的基本假设是改变生理反应，主观体验也会随着改变。也就是说，经由人的意识可以把“随意肌肉”控制下来，再间接地使主观体验松弛下来，建立轻松的心情状态。因此，放松训练就是训练来访者，使其能随意地把自己的全身肌肉放松，以便随时保持心情轻松的状态，从而缓解紧张、焦虑等情绪。

（二）示范、指导

老师进行示范并讲解要点，同学们观摩老师的动作。

（三）强化练习

同学们在学会了放松训练的方法和要领后，自行练习并达到真正的放松。

（四）指导同学们用掌握的放松方法，代替紧张焦虑

老师指导同学们，当出现紧张、焦虑等情绪困扰时，在已经掌握放松方法及要领、能够做得放松的基础上，随时用放松代替紧张、焦虑，从而解决情绪困扰。

（五）注意事项

1. 环境一定要安静，特别是所有的手机一定要关机。

2. 教师要熟悉内容，控制节奏，不能出错。

3. 学生不能发笑，并不做与训练无关的事情。

【实训报告】

根据指导语进行放松训练，简要描述放松过程，并记录放松后的感觉。

（许海燕）

实践教学三　患者心理

【目的】通过临床内科、外科（术前、术后）的见习，了解并掌握患者的心理需要、心理变化和心理问题。

【材料】15～20 人一组，分三组，每组由组长负责。

【方法】

1. 由医院医务科负责人，将每组学生分别带入内外科病房，交护士长领其与患者沟通，并做好沟通记录。

2. 见习完成后每组进行讨论。

3. 各小组由组长做见习汇报。

【实训报告】

1. 住院患者有哪些心理变化和心理需要。

2. 手术患者有哪些心理问题（术前、术后）。

（龚贵兰）

实践教学四　心理护理

【目的】通过对患者的一般资料收集和心理问题的调查，了解患者的心理活动特点，制订心理护理计划，采取针对性的护理措施。

【材料】

患者心理调查表

患者姓名　　　　性别　　　　年龄　　　　疾病诊断

就诊医院　　　　病室　　　　门诊或住院编号

调查方法　　交谈法 □　　观察法□　　测验法□　　其他□

调查内容：

1. 家庭基本状况　婚姻史　婚 □　　否□

　　家庭结构　完整□　丧偶□　离异□

　　家庭气氛　和睦□　一般□　紧张□

2. 职业类型　公务员□　教师□　工人□　农民□　个体□　其他□
3. 经济状况　好□　一般□　差□
4. 人际关系　好□　一般□　差□
5. 性格　外向□　内向□
6. 情绪状态　兴奋□　愉快□　焦虑□　忧郁□　恐惧□　其他□
7. 社会适应　好□　一般□　差□
8. 个人兴趣爱好
9. 既往病史
10. 既往挫折及应对方法

调查结果：

1. 调查过程　顺利□　一般□　差□
2. 交谈成效　好 □　一般□　差□
3. 调查资料　完整□　一般□　差□

【方法】

1. 组织学生去综合医院或社区医疗部门，使用患者心理调查问卷对患者进行个别调查。
2. 按附表内容逐项填写。
3. 查阅患者的病历。

【实训报告】

1. 结合患者的病历及上述调查资料，列出患者的主要心理护理诊断及诊断依据。
2. 制订相应的预期目标。
3. 写出主要的心理护理措施。

（刘端海）

模拟测试卷

一、名词解释

1. 心理学　2. 性格　3. 人格　4. 心理护理　5. 需要

二、填空题

1. 个案研究是对于________的研究，可以使用观察、交谈、测量和实验等手段。
2. 根据刺激的来源可以把感觉分为________、________两类。
3. 急性期患者常出现的心理问题有________、________。
4. 与A型人格密切相关的疾病是________，与C型人格密切相关的疾病是________。
5. 危机通常分为________和________。
6. 心理护理的目的________和为服务对象解决心理问题。

三、简答题

1. 简述护理心理学的研究内容。
2. 简述心理防御机制的类型。
3. 简述心理挫折的原因。
4. 简述手术患者的心理护理。
5. 如何培养护理人员的心理品质？

四、论述题

1. 阐述护理心理的研究方法。
2. 论述性格的特征。
3. 阐述思维的种类。
4. 论述危机干预的原则。
5. 论述人格的特性。
6. 论述护理人员的职业角色。

五、A1/A2型题

1. 责任制护理模式强调
   A. 健康人群和亚健康人群　B. 对患者实施程序护理的责任感
   C. 健康的系统性　D. 以疾病为中心
   E. 关注躯体上的病症及其治疗
2. 建立在系统论和整体观之上，要求医学把人看成是一个多层次完整的连续体是
   A. 生物－心理－社会医学模式　B. 自然哲学的医学模式
   C. 神灵主义的医学模式　D. 生物医学模式
   E. 以上都不对
3. 下列不属于调查法的是
   A. 会谈法　B. 访问法　C. 问卷法　D. 观察法　E. 测验法
4. 按照刺激的来源可把感觉分为
   A. 视觉和听觉　B. 外部感觉和内部感觉
   C. 视觉、听觉、嗅觉、味觉和皮肤感觉　D. 运动觉、平衡觉和机体觉
   E. 空间觉、大小觉和方位觉

5. 内脏感觉不包括
A. 饥饿、饱胀、疲劳
B. 平衡觉、运动觉
C. 饥饿、触压、振动
D. 饱胀、渴、窒息、疲劳
E. 便意、振动、疼痛
6. 情感可分为
A. 道德感、理智感和美感
B. 心境、激情和应激
C. 快乐、愤怒、悲哀和恐惧
D. 基本情绪和复合情绪
E. 道德感、理智感和基本情绪
7. 心理现象分为
A. 心理过程和人格
B. 知、情、意和能力、气质、性格
C. 知、情、意
D. 心理过程和个性心理特征
E. 心理过程和人格心理倾向
8. 巴普洛夫认为，神经活动的基本过程是
A. 无条件反射
B. 条件反射
C. 兴奋和抑制
D. 静息和活动
E. 平衡与干扰
9. 下述关于维护心理健康的叙述错误的是
A. 积极参加各项活动，扩大人际交往
B. 寻求社会支持
C. 不要对自己过分苛求
D. 情绪是随着外界事物能否满足自己的需要产生波动的，所以不必对情绪进行调控
E. 树立正确的世界观、人生观与价值观
10. 个体对应激有不同的反应关键是因为个体对于应激源的
A. 体质不同
B. 文化程度不同
C. 敏感度不同
D. 反应强度不同
E. 认知评价不同
11. 临床心理评估所遵循的原理、方法及原则，一般不涉及的领域是
A. 管理学　B. 心理学　C. 社会学　D. 医学　E. 教育学
12. 心理评估的基本程序不包括
A. 确定评估目的
B. 当前心理问题
C. 心理测验
D. 整理资料
E. 收取评估费用
13. 通过晤谈、访问、座谈或问卷等方式获得资料，并加以分析研究，了解被评估者心理特征的一种研究方法是
A. 调查法　B. 观察法　C. 会谈法　D. 作品分析法　E. 心理测验法
14. 患者，13 岁，在生活中养成抽烟习惯，父母非常恼火，心理医生建议其采取的较为有效的行为治疗是
A. 条件刺激和非条件刺激相结合
B. 厌恶刺激与不良行为相结合
C. 通过对不良行为的认识来矫正
D. 用转变注意力的方法来矫正
E. 通过对潜意识的分析来矫正
15. 下列哪一个不属于心理咨询的方式
A. 门诊咨询
B. 信函咨询
C. 电话咨询
D. 电报咨询
E. 专题咨询

16. 以下疗法在心理咨询和治疗中最强调咨访关系的是
A. 精神分析疗法　B. 认知疗法
C. 家庭疗法　D. 行为疗法
E. 来访者中心疗法
17. 以下对心理咨询描述不正确的是
A. 帮助来访者解决生活问题　B. 通过特殊的人际关系来实现
C. 根本目标是"助人自助"　D. 以心理学理论为基础
E. 由受过职业培训的专业人士接待来访者
18. 对心理咨询的普遍性技术描述错误的是
A. 尊重就是不含情感色彩地对待来访者　B. 倾听和非语言沟通能表达热情
C. 面质应建立在良好咨访关系的基础上　D. 过多封闭式提问不利于咨询进程
E. 积极关注是对来访者积极的、正面特点的关注
19. 护理人员常见的角色失调可表现为
A. 角色强化　B. 角色减退
C. 角色缺如　D. 角色冲突
E. 以上全是
20. 以下哪项不属于护士的职业角色功能
A. 照顾者的角色　B. 母亲的角色
C. 教育者的角色　D. 研究者的角色
E. 管理者的角色
21. 以下哪项不属于护理人员心理品质的要求
A. 敏锐的观察力　B. 准确的记忆力
C. 积极稳定的情绪　D. 独立的思维能力
E. 丰富的同情心
22. 在抢救急危重症患者时，由于时间紧急，在其他医务人员到达之前，护理人员必须采取适当的急救措施，这时要求护理人员具有的心理品质是
A. 敏锐的观察力　B. 准确的记忆力
C. 积极稳定的情绪　D. 独立的思维能力
E. 良好的人际关系
23. 在抢救急危重症患者时，由于时间紧急，来不及书写护理记录，按要求可以抢救完患者之后补写，这时要求护理人员具有的心理品质是
A. 敏锐的观察力　B. 准确的记忆力
C. 积极稳定的情绪　D. 独立的思维能力
E. 良好的人际关系
24. 某患者被诊断为肺癌，以下哪期不属于患者的心理反应时期
A. 否认-怀疑期　B. 心理障碍期
C. 休克-恐惧期　D. 愤怒-沮丧期
E. 接受-适应期
25. 某女青年，八级钳工，患糖尿病住院接受治疗。离开了熟悉的工作环境和同事，感到孤独，情绪低落。一天，病区水管坏了没人修理。她主动将其修理好，得到大家的肯定。在以后的几天，该青年情绪明显好转。这说明她的哪种需要得到了满足
A. 生理需要　B. 安全的需要
C. 爱和归属的需要　D. 尊重的需要
E. 自我成就的需要

参考答案

第一章

一、1. B　2. A　3. D

二、略　三、略

第二章

一、1. B　2. B　3. D　4. D　5. A　6. A　7. A　8. B　9. C　10. C

二、略　三、略

第三章

一、1. D　2. B　3. E　4. D　5. A

二、略　三、略

第四章

一、1. A　2. D　3. E　4. E　5. A　6. A　7. A　8. B　9. B　10. B

二、略　三、略

第五章

一、1. B　2. D　3. E　4. C　5. A　6. D　7. E　8. B　9. C　10. A

二、略　三、略

第六章

一、略　二、略

三、1. B　2. C　3. A　4. D　5. C　6. C　7. C　8. D　9. E

第七章

一、1. E　2. E　3. E　4. E　5. E

二、略　三、略

第八章

一、1. E　2. B　3. E　4. D　5. B

二、略

模拟测试卷

一、略　二、略　三、略　四、略

五、1. B　2. A　3. D　4. B　5. B　6. A　7. A　8. B　9. D　10. D　11. A　12. E　13. A　14. B　15. E　16. E　17. A　18. A　19. E　20. B　21. E　22. D　23. D　24. D　25. E

参考文献

[1] 居晓靖．护理心理学．南京：江苏科学技术出版社，2011
[2] 曹枫林．护理心理学．北京：人民卫生出版社，2011
[3] 刘端海，陈礼翠．护理心理学．武汉：华中科技大学出版社，2011
[4] 孙萍等．医学心理学．武汉：华中科技大学出版社，2010
[5] 吴玉斌，郎玉玲．护理心理学．北京：高等教育出版社，2010
[6] 娄凤兰，曹凤林．护理心理学．北京：北京大学出版社，2010
[7] 王江红．护理心理学．南京：东南大学出版社，2009
[8] 周郁秋，刘晓虹．护理心理学．北京：人民卫生出版社，2009
[9] 姚树桥．医学心理学．5 版．北京：人民卫生出版社，2008
[10] 胡佩诚．医护心理学．2 版．北京：北京大学医学出版社，2008
[11] 沈键．医学心理学．上海：同济大学出版社，2008
[12] 娄凤兰．护理心理学．北京：北京大学医学出版社，2006
[13] 徐贤淑．护理心理学．北京：中国中医药出版社，2006
[14] 郭念峰．国家职业资格培训教程心理咨询师（二级）．北京：民族出版社，2005
[15] 蒋继国，盛秋鹏．护理心理学．北京：人民卫生出版社，2004
[16] 马存根．医学心理学．北京：人民卫生出版社，2003
[17] 姜乾金．医学心理学．3 版．北京：人民卫生出版社，2001

致　谢

由第四军医大学出版社组织开发的“全国医药类高职高专护理专业‘十二五’规划教材”第二轮编写及出版工作现已完成。本轮教材的成功建设，得到了全国50余所医药院校的大力支持和帮助，在此，谨向支持本次教材建设的院校表示诚挚的谢意。

致谢院校名单如下（排名不分先后）：

湖北医药学院护理学院、乐山职业技术学院、宝鸡职业技术学院医学分院、平凉医学高等专科学校、张掖医学高等专科学校、江西护理职业技术学院、重庆医药高等专科学校、重庆三峡医药高等专科学校、山西医科大学汾阳学院、商洛职业技术学院、盘锦职业技术学院、黔东南民族职业技术学院、辽宁卫生职业技术学院、青海卫生职业技术学院、随州职业技术学院、汉中职业技术学院、咸阳职业技术学院、宁夏医科大学高等卫生职业技术学院、长沙卫生职业学院、桂林医学院、昆明学院医学院、成都医学院护理学院、九江学院护理学院、长春东方职业学院、吉林医药学院、遵义医药高等专科学校、成都职业技术学院、雅安职业技术学院、黑龙江护理高等专科学校、忻州职业技术学院、佛山科学技术学院医学院、安徽医学高等专科学校、漯河医学高等专科学校、江西中医药高等专科学校、陕西能源职业技术学院、宜春职业技术学院、辽宁医学院护理学院、白城医学高等专科学校、海南医学院国际护理学院、安顺职业技术学院、商丘医学高等专科学校、枣庄科技职业学院、淮北卫生学校、贵州省人民医院护士学校。